누원장의

# 척추관협착증 해법

누 원장의

**척추관협착증 해법**



**초판 1쇄 발행** 2016년 5월 31일
**초판 2쇄 발행** 2017년 10월 25일
**초판 3쇄 발행** 2019년 6월 18일
**초판 4쇄 발행** 2022년 3월 10일

**지은이** 이동엽
**펴낸곳** 도서출판 가쎄 [제 302-2005-00062호]
* gasse •헬스는 도서출판 가쎄의 임프린트입니다.

**주소** 서울 용산구 이촌로224, 609
**전화** 070. 7553. 1783
**팩스** 02. 749. 6911
**인쇄** 정민문화사

**ISBN** 987-89-93489-55-2

**값** 13,000원



**홈페이지** www.gasse.co.kr
**이메일** berlin@gasse.co.kr

누 원장의

# 척추관협착증 해법

이동엽 (누 원장) 지음

gasse • 헬스

목차

서문 12

들어가며 17

척추관협착증이란? 20

약해져서 생기는 병 20
여성에 더 흔한 병 23
관이 막히는 병 24
걷기 힘든 병 26
혈관성 파행 28
골반이 아픈 병 29
발바닥이 저리는 병 30
소변이 자주 마려운 병 31
허리디스크와 닮은 듯 다른 병 33
척추관협착증이란? 34

척추관협착증 예방 36

자세 37
수면 40
음식 41
담배 43
술 45
커피 46

성관계 48
스트레칭 50
스트레칭으로 만병통치? 51
맥켄지 신전 운동 52
거꾸리 55
걷기 57
자전거 타기 59
수영 60
계단 오르기 61
등산 62
요가 64
골프 65
헬스 66
10분 운동 68
작동흥분 이론 69
지하철에서 운동하기 70

척추관협착증 진단 72

초기 증상 72
영상의학 검사 74
엠알 마이엘로 검사 76
Case 1 78
전척추 MRI 검사 80
Case 2 82

선제 대응 83
Case 3 85

척추관협착증 치료 86

치료 방법 결정 86
Case 4 89
약 89
신경주사치료 92
신경주사 부작용 93
프롤로 치료 95
Case 5 96
시술 97
1) 적응증 98
2) 경막외 신경성형술 99
3) 척추풍선확장술 101
4) 꼬리뼈내시경레이저시술 102
5) 고주파수핵감압술 103
6) 시술 후 관리 105
7) 시술 합병증 106
신경감압수술 109
1) 수술이 꼭 필요한 경우 109
수술, 미뤄도 괜찮을까요? 111
시술로 정말 안될까요? 112
2) 노인 수술 113

3) 당뇨, 고혈압, 심장질환 115
관상도 중요합니다 117
4) 최소침습 신경감압수술 119
수술하면 깨끗하게 좋아지나요? 121
5) 수술 후 관리 123
6) 수술 합병증 126
수술이 성공하려면 130
7) 재발 131
연성고정수술 133
척추유합수술 135
Case 6 137
척추관협착증 + 허리디스크 138
Case 7 139
외측함요 협착증 140
Case 8 142
신경공 협착증 143
Case 9 145
흉추 척추관협착증 147

척추전방전위증 149

척추전방전위증? 149
시술 151
척추유합수술 153
1) 최소침습 척추유합수술 153

Case 10 157
2) 수술 후 관리 158
3) 수술 합병증 161
4) 80대 노인 수술 163

어디서, 어떻게 치료해야 좋을까? 166

마치며 175

# 서문

척추관협착증, 혹시 들어보셨나요? 척추관협착증이란 병명이 생소하실지 모르겠지만 주변에 의외로 많은 분들이 척추관협착증 때문에 치료를 받고 있습니다. 허리가 아파서 병원에 가본 적이 한 번도 없는데 척추관협착증이 나랑 무슨 상관이야? 이렇게 생각하기 쉽습니다. 그런데 평균 수명 80세 시대에 주로 나이 들어서 발생하는 척추관협착증이란 병이 과연 나만 비껴 갈까요? 허리디스크는 워낙 유명한 병이라 어떤 병이고 어떻게 치료해야 하는지 그리고 어떤 운동이 좋은지 다들 잘 아시더군요. 하지만 척추관협착증이 어떤 병인지 정확하게 아는 분은 생각보다 많지 않습니다. 허리디스크도 허리와 다리가 아픈 병이고 척추관협착증도 허리와 다리가 아파서 치료받는 병이니 '허리디스크나 척추관협착증이나 거기서 거기 아니냐?' 라고 생각하시는 분들이 많습니다.

허리디스크와 척추관협착증은 서로 비슷해 보이지만 태생적으로 완전히 다른 병입니다. 당연히 증상도 서로 다를 것이고 경과에도 차이가 있으며 치료 방법도 완전히 다릅니다. 허리디스크만큼이나 흔하고 허리디스크와 상당히 비슷한데도 자세히 알고 보면 허리디스크와는 완전히 다른 병인 '척추관협착증'. 이렇게 흔하면서도 까다로운 병인 척추관협착증을 일반인들이 쉽게 이해하도록 쓰인 책이 몇 권이나 있을까요? 누 원장이 '척추관협착증'이란 키워드로 인터넷에서 검색해보았습니다. 척추나 허리디스크에 대한 책들은('누 원장의 허리디스크 완전정복'을 포함해서) 상당히 많았지만, 놀랍게도 척추관협착증을 중점적으로 다룬 책은 거의 없었습니다. 그래서 누 원장은 기회가 되면 '척추관협착증' 그리고 척추관협착증과 매우 유사한 병인 '척추전방전위증'의 진단, 예방, 치료, 그리고 관리에 대해서 제대로 다루는 책을 꼭 써야겠다고 결심했습니다.

어떤 병에 걸렸을 때, 그 병에 대해서 정확하게 이해해야 제대로 된 최선의 치료를 받을 수 있습니다. 최선의 치료를 받아야 당연히 최고의 결과가 나올 수 있겠죠. 이런 '내가 가지고 있는 병에 대한 정확한 이해'를 전문 용어로 병식(病識, insight)이라고 합니다. '누 원장의 척추관협착증 해법'은 척추관협착증으로 고생하시는 분들이 병식을 가지도록 도와주기 위해 쓴 책입니다. 누 원장의 전작인 '허리디스크 완전정복'에서 그러했듯이 일반인들이 쉽게 읽고 정확하게 이해할 수 있도록 쓰려고 노력했습니다. '척추 의사한테 죽지 않는 방법'이나 '척추관협착증은 없는 병이다' 같은 선정적인 제목을 붙이면 책이 잘 팔린다고 합니다. 누 원장은 본업이 척추 의사입니다. 책을 많이 팔기보다는 척추관협착증이라는 병을 여러분이 정확하게 이해할 수 있도록 도우려고 이 책을 썼습니다. 그래서 '척추관협착증 해법'이라는 조금은 따분한 제목을 붙였습니다.

겁나고 싫으니까 손으로 두 눈을 가린다고 절대로 문제가 해결되지 않습니다. 척추관협착증에 대해서 정확하게 알아야 제대로 치료받을 수 있고 올바르게 관리할 수 있습니다. 독자 여러분이 이 책을 읽고 나서 척추관협착증을 제대로 풀어나갈 최상의 해법을 찾길 바랍니다.

# 들어가며

## "척추관협착증 치료,
## 올바른 병식이 가장 중요합니다."

**병식(病識, insight): 현재 자신이 병에 걸려 있다는 자각(自覺)**

심한 감기에 걸리면 몸이 으슬으슬 춥고 콧물이 줄줄 흐르며 갑자기 재채기를 합니다. '아, 내가 감기에 걸렸나 보다. 병원 가서 진료보고 감기약 처방 받아야겠다. 오늘 저녁 약속은 다음으로 미루고 집에 가서 쉬어야지.' 이런 게 병식입니다. 어떤 병에 내가 걸렸다고 스스로 깨닫는 것. 내가 어떤 병에 걸렸구나. 그 병은 이러이러한 병이니 이렇게 진료보고 치료받고 조심해야겠다. 이런 마음가짐이 병식입니다.

척추 질환은 어떤가요? 허리디스크를 예로 들어봅시다. "갑자기 허리가 심하게 아프더니 허리통증이 좋아지면서 왼쪽 다리로 통증이 내려갑니다. 가까운 병원을 방문하여 MRI 검사를 했더니 허리디스크가 심하게 탈출되었다고 합니다. 주치의가 먹는 약과 물리치료를 처방해주면서 '허리디스크가 심하니 한 달 정도 운동하지 말고 많이 조심하는 것이 좋아요' 라고 말합니다. 집에 와서 인터넷을 뒤져보니, 허리디스크는 척추근육을 강화시키는 운동을 해야 근본적으로 낫는다고 합니다. 헬스클럽에 가서 평소에 소홀히 했던 복근 운동과 등 근육 강화운동을 한 시간 동안 했습니다. 역시 운동을 하고 나니 몸이 개운하고 기분이 좋습니다. 다 나은 것 같습니다. '운동으로 쉽게 고칠 수 있는데 의사들은 괜히 겁주고 난리야', 라고 생각합니다. 다음 날 아침. 통증이 너무 심해서 꼼짝도 못하겠습니다. 태어나서 이렇게 아픈 건 처음입니다. 부모님이 119에 전화를 걸었습니다. 허리가 너무 아파서 구급차에 실려 응급실에 갔습니다."

허리디스크에 문제가 생겼고, 아직은 치료가 가능한 상태이지만 많이 조심해야 한다는 것. 허리디스크에 균열이 가고 디스크 조각이 튀어나온 상태이니, 불안정한 디스크가 안정될 때까지 한 달 정도는 운동은 피해야 한다는 것. 허리디스크가 건강할 때 아무런 문제가 없었던 운동이 지금은 오히려 독이 될 수 있다는 것. 통증이 완화되더라도 한 달 간은 약도 먹고 물리치료도 하면서 치료에 집중

해야 한다는 것. 이런 생각들이 허리디스크에 대한 올바른 병식입니다.

척추관협착증도 마찬가지 입니다. 척추관협착증에 대한 제대로 된 올바른 병식을 가지고 있어야 치료로, 빨리 그리고 잘 나을 수 있습니다. 그렇다면 척추관협착증에 대한 올바른 병식은 과연 어떤 것일까요? 지금부터 차근차근 척추관협착증이란 병에 대해서 알아보도록 하겠습니다.

# 척추관협착증이란

척추관협착증이란 과연 어떤 병일까요? 이 장에서는 척추관협착증의 특징을 여덟 가지 꼭지 글로 나누어서 설명해 보았습니다. 척추관협착증은 1) 약해져서 생기는 병, 2) 여자에 더 흔한 병, 3) 관이 막히는 병, 4) 걷기 힘든 병, 5) 골반이 아픈 병, 6) 발바닥이 저리는 병, 7) 소변이 자주 마려운 병, 그리고 8) 허리디스크와 닮은 듯 다른 병입니다. 지금부터 각각의 특징들을 자세히 살펴보겠습니다.

## 약해져서 생기는 병

척추관협착증은 20~30대에는 거의 생기지 않고, 주로 50~60대 이후에 증상이 나타나는 병입니다. 20대 청년부터 80대 노인까지

나이를 가리지 않고 생기는 허리디스크와 달리 척추관협착증은 주로 장년층과 노년층에서 흔하게 나타납니다. 척추관협착증이 생기는 원인이 뭐냐고 묻는 분들이 많은데요. 저는 체질이 중요한 원인 중 하나라고 말씀드립니다. 척추관협착증이 나이를 먹으면서 많이 생기는 병이긴 합니다만, 그렇다고 해서 노인들이 모두 척추관협착증 때문에 고생하는 건 아니거든요. 체질적으로 척추가 약한 분들이 나이를 먹으면서 척추관협착증이 생긴다고 생각하면 이해하기 쉽습니다. 나이를 먹으면서 많이 생기는 병이니까 퇴행성 질환이겠네요? 이렇게 질문하시는 분도 계세요. 저는 '퇴행성 질환'이라는 용어는 왠지 '늙어서 생기는 병'이라는 부정적인 이미지가 느껴져서 잘 사용하지 않습니다. '퇴행성 질환' 대신 '약해져서 생기는 병'이라는 말을 자주 사용합니다. 정리하면 "척추관협착증은 척추가 체질적으로 약한 분들이 나이가 들면서 척추가 더 약해져서 생기는 병", 이런 식으로 설명하고 있습니다.

이렇게 척추관협착증을 정의하고 이해하면 자연스럽게 척추관협착증 예방 계획을 세울 수 있습니다. 첫째, 척추관협착증은 척추가 체질적으로 약한 사람들에게 잘 생기는 병입니다. 20대에 허리디스크로 고생했던 분들이 치료 후에 좋아졌다가 50대에 다시 척추관협착증으로 치료받는 경우를 종종 봅니다. 허리디스크는 치료로 나았지만 척추는 여전히 약한 상태입니다. 나이를 먹으면서 자꾸 더 약해져서 결국 척추관협착증이 생기는 것이죠. 젊은 나이에 허리 통증을 자주 느끼거나 허리디스크로 치료받은 분들은 체질적으로 척추가 약한 사람들입니다. 이런 분들은 향후 척추관협착증이 생기지 않도록 평소에 미리 관리하고 허리에 좋은 운동을 열심히 해야 합니다. 둘째, 나이를 먹으면서 허리가 약해져서 척추관협착증이 잘 생깁니다. 나이가 들면서 얼굴에 주름살이 늘어납니다. 볼이 처지기도 하고 검버섯도 자꾸 생깁니다. 얼굴에 생기는 변화는 매일 거울을 보면서 쉽게 알 수 있으니까 바로 관리를 하고 피부과에 가서 치료도 받습니다. 그런데 척추는 눈에 띄지 않으니까, 거울을 봐도 표가 나지 않으니까, '나는 척추만큼은 건강해'라고 오해하고 있는 것이죠. 20대와 50대 피부가 다르듯이 20대와 50대 척추도 많이 다릅니다. 나이를 먹으면서 피부를 관리하듯 척추도 약해지지 않도록 꾸준하게 관리하면 척추관협착증을 예방할 수 있습니다.

## 여성에 더 흔한 병

척추관협착증 발생은 나이뿐만 아니라 성별에 따른 차이도 있습니다. 국민건강보험공단의 자료에 의하면 2012년 총 114만 명이 척추관협착증으로 진료를 받았는데요. 여성이 74만 명, 남성이 40만 명으로 여자 환자가 남자 환자의 두 배가량 더 많았습니다. 또한 여성 74만 명 중에 50세 이상이 68만 명으로 92%를 차지하였습니다. 대부분의 환자가 폐경기 이후 여성에 발생한 것이죠. 50대 이후의 여성은 노화와 함께 폐경으로 인한 호르몬 변화가 함께 일어납니다. 이런 급격한 신체의 변화가 척추뼈의 비정상적인 두꺼워짐과 인대의 늘어남을 촉진시킵니다. 이로 인해 척추관협착증과

<2012년 '척추관 협착증' 연령대별 / 성별 진료인원>

(단위 : 명, %)

| 구분 | 전체 | 9세 이하 | 10대 | 20대 | 30대 | 40대 | 50대 | 60대 | 70대 | 80세 이상 |
|---|---|---|---|---|---|---|---|---|---|---|
| 계 | 1,143,146 (100) | 25 (0.1) | 1,245 (0.1) | 7,533 (0.7) | 23,359 (2.0) | 70,244 (6.1) | 226,024 (19.8) | 333,752 (29.2) | 373,379 (32.7) | 107,585 (9.4) |
| 남성 | 402,259 | 18 | 762 | 4,452 | 13,534 | 30,610 | 77,461 | 116,548 | 124,092 | 34,782 |
| 여성 | 740.887 | 7 | 483 | 3,081 | 9.825 | 39.634 | 148.563 | 217,204 | 249,287 | 72.803 |

출처: 국민건강보험공단 2012년 자료

척추전방전위증이 남성보다 여성에서 더 잘 생깁니다.

정리하면 척추관협착증은 50대 이상에서 잘 생기고, 남성보다 여성에서 더 흔하게 발생하는 질환입니다. 부모님, 특히 어머니가 허리와 다리가 아파서 걷기 힘들다고 하시면 혹시 척추관협착증은 아닌지 한 번 의심해 보는 것이 좋습니다.

## 관이 막히는 병

척추관협착증은 허리디스크와는 전혀 다른 병이라고 했습니다. 과연 척추관협착증은 어떤 병일까요? '척추관협착증'이라는 병명에 '관'이라는 단어가 보이시죠? 몸 둘레가 둥글고 속이 비어있는 물건을 관(管, pipe)이라고 부릅니다. 하수도관을 생각하면 쉽게 이해될 겁니다. 그런데 '척추에도 관이 있나요?' 하고 생각하실 텐데요. 네, 맞습니다. 척추의 중심부에 척추신경이 지나가는 긴 관이 있답니다. 척추신경이 지나가는 이 통로를 척추관이라고 부릅니다. 척추신경은 우리의 팔다리를 마음대로 움직이게 조절하는 매우 중요한 신경입니다. 이 신경이 외부에 노출되어 쉽게 충격을 받으면 팔다리에 마비가 올 수 있어요. 그래서 척추신경은 외부의 충격으로

부터 자신을 보호해줄 수 있게 튼튼한 척추뼈로 만들어진 통로, 즉 척추관 안에 자리 잡고 있답니다. 여기서 기억할 요점은 척추관이 플라스틱이나 구리가 아닌 단단한 척추뼈로 만들어진 관이라는 것입니다.

척추관협착증은 척추가 약해지면 잘 생기는 병이라고 했습니다. 우리는 하루에도 수백 번 허리를 구부렸다 폈다 하며 사용하잖아요. 그렇게 평생 사용하며 혹사하니까 아무래도 나이를 먹으면 여기저기 약한 부분이 생깁니다. 그런데 우리 몸은 척추의 한 부분이 약해지면 절대로 그냥 방치해두지 않습니다. 약한 부위의 척추뼈가 서서히 두꺼워지도록 유도하여 자연스럽게 척추를 다시 튼튼하게 만듭니다. 그런데, 척추뼈가 척추관의 바깥쪽으로 두꺼워지면 정말 좋겠지만, 실제는 척추관의 안쪽, 즉 내부로 두꺼워지기 때문에 문제가 되는 것입니다. 척추관의 내부에는 척추신경이 자리 잡고 있으니까, 약한 척추를 보강하기 위해 '두꺼워진 척추뼈가 척추신경을 누르는' 아이러니한 상황이 발생합니다. 이것을 협착증이라고 부릅니다. 두 번째 요점은 두꺼워진 척추뼈가 신경을 누르는 병이 협착증이라는 것입니다.

자, 여기까지는 좋아요. 그런데 더 심각한 문제는 척추뼈가 두꺼워진 상태로 가만히 있지 않고, 시간이 흐를수록 자꾸만 더 두꺼워진다는 점입니다. 세 번째 요점은 척추관협착증은 한 번 생기면 시간이 흐를수록 더 심해지는, 즉 진행되는 병이라는 것입니다. 하수도관이 처음에 조금 막혔을 때 조치를 취하지 않고 방치해두면 어떻게 될까요? 하수도관에 찌꺼기가 자꾸 쌓여 결국에는 완전히 막히게 되죠. 마찬가지로 척추관도 협착증이 생겨 막히기 시작했는데 그냥 방치해두면 시간이 흐를수록 협착증은 더 심해집니다. 결국에는 척추관이 완전히 막히고 맙니다. 그래서 척추관협착증은 반드시 초기에 발견하여 적극적으로 치료하고 관리해야 합니다. 하수도관이 완전히 막히고 나면 이런저런 방법이 다 소용없습니다. 수리공을 불러서 근본적으로 막힌 곳을 뚫어야 해결됩니다. 척추관협착증이 심하게 진행되어 척추관이 다 막힌 상태라면, 비수술치료는 전혀 소용이 없습니다. 막힌 척추관을 시원하게 뚫어주는 최소침습 척추수술을 시행해야 척추관협착증이 근본적으로 치료됩니다.

## 걷기 힘든 병

이제 척추관협착증의 증상에 대해 알아보겠습니다. 척추관협착증은 잘 걷지 못하고 오래 걷지 못하는 병입니다. 걸으면 처음엔 괜찮은데 삼십 분 정도 걸으면 엉덩이가 쏟아지고 다리가 저려서 걸음을 멈춰야 합니다. 오 분 정도 앉아서 쉬면 씻은 듯이 통증과 저림이 사라져서 다시 걸을 수 있습니다. 척추관협착증의 초기에는 삼십 분 걷고 나서 쉬지만, 척추관협착증이 매우 심하게 진행되면 채 오 분도 걷지 못하고 주저앉아야 한답니다. 이렇게 걷다가 쉬다가 하며 잘 걷지 못하는 것을 전문적인 용어로 파행(claudication) 이라 부릅니다. 우리가 다리를 움직여서 걸을 때마다 다리로 연결되는 척추신경도 척추관 내부에서 움직입니다. 척추신경이 아무런 제약 없이 자연스럽게 움직여야 합니다. 그런데 척추관협착증 환자는 두꺼워진 척추뼈가 신경의 목을 콱 조르고 있어 신경의 움직임이 부자연스럽습니다. 이런 상태로 이삼십 분 이상 걸으면 목 졸린 신경이 더 이상 버티지 못하고 그로기에 빠지는 것이죠. 이런 파행은 척추관협착증을 의심할 수 있는 가장 특징적인 증상이랍니다. 척추관협착증 환자분 중에 오래 서 있기 힘들어하는 분들도 있습니다. 싱크대에 서서 설거지하는데 십 분만 지나면 다리가 심하게 저립니다. 식탁에 잠시 앉으면 저림이 없어져 다시 일어나서 일을 한다면 역시 척추관협착증일 가능성이 매우 높습니다.

척추관협착증 환자는 가만히 앉아있거나 누워있으면 통증이나 저림을 전혀 느끼지 못하는 경우가 많습니다. 오래 걷거나 오래 서 있어야 통증과 저림으로 고통스러워합니다. 반면, 허리디스크가 파열되면 눕거나 앉아도 심한 통증을 느끼고 걸으면 그 통증이 더 심해진답니다. 갑자기 파열되어 나온 디스크 조각이 척추신경을 지속적으로 괴롭히기 때문인데요. 척추관협착증과 허리디스크를 구별할 수 있는 제일 핵심적인 차이입니다.

### 혈관성 파행

파행이 심해서 허리 검사를 했는데, 척추관협착증이 전혀 없다고 듣는 분이 간혹 있습니다. 이 경우 혈관의 문제가 원인일 가능성이 높습니다. 다리 혈관이 동맥경화로 막혀서 혈액 순환이 원활하지 않으면 조금 걷다가 다리 통증 때문에 쉬고 다시 걷기를 반복합니다. 이를 혈관성 파행(vascular claudication)이라고 하여 척추관협착증 때 나타나는 신경성 파행(neurogenic claudication)과 구별합니다. 혈관성 파행은 오래 걸으면 다리의 피부색이 검붉게 변하기도 합니다. 다리에 혈액 순환이 원활하지 않으므로 다리에 생긴 상처가 잘 낫지 않습니다. 심하면 발이나 발가락에 궤양(ulcer)이나 괴사(necrosis)가 발생할 수도 있습니다. 혈관성 파행이 의심되면 혈관 초음파검사나 혈관 CT 검사를 시행해서 혈관의 이상 유무를 진단합니다. 혈관의 동맥경화가 심한 경우 혈관 외과에서 전문적인 치료를 받아야 합니다.

## 골반이 아픈 병

척추관협착증으로 고생하는 분들이 골반, 즉 엉덩이가 아프다고 하시는 분들이 많습니다. 허리에 생긴 병인데 허리는 아프지 않고 왜 골반이 아프냐고 물어보세요. 두꺼워진 척추뼈가 골반과 다리로 내려가는 신경을 누르고 있기 때문에 허리보다 골반과 다리가 더 아프답니다. 골반과 다리가 같이 불편하면 '척추에 병이 생겼구나' 하고 쉽게 진단할 수 있습니다. 하지만 골반만 아픈 분들은 척추가 통증의 원인인지 아니면 고관절 (hip joint, 다리뼈가 골반에 붙는 관절 부위)이나 골반 자체가 통증의 원인인지 의사들도 진단하기가 쉽지 않습니다.

정밀 검사를 하지 않고도 골반 통증의 원인을 구별하는 방법을 알려드릴게요. 손으로 아픈 부위를 세게 꾹 눌렀을 때 심한 통증을 느끼면 골반 근육통입니다. 손으로 눌러도 무덤덤하다면 척추나 고관절이 통증의 원인일 가능성이 높습니다. 발을 디딜 때마다 끔쩍끔쩍 놀랄 정도로 골반이 아파서 다리를 절며 걸으면 고관절

질환을 의심해야 하고요. 똑바로 누워서 한쪽 다리를 양반다리 모양으로 꺾을 때 통증이 심해지면 역시 고관절이나 골반을 검사해 봐야 합니다. 똑바로 누워서 한쪽 다리를 바로 들어 올릴 때 골반에 통증을 느끼면 척추, 특히 허리디스크가 통증의 원인인 경우가 대부분입니다. 척추관협착증이 원인인 경우에는 오래 걷거나 오래 서 있으면 골반이 마치 아래로 쏟아지거나 빠지는 것처럼 아프다고 얘기하는 분들이 많습니다.

## 발바닥이 저리는 병

척추관협착증 환자분 중에 발바닥에 저림을 느끼는 분들이 상당히 많습니다. 척추신경이 두꺼워진 척추뼈에 눌리면 척추신경에 피가 잘 통하지 않아 혈액순환이 원활하지 않습니다. 이런 상황이 오랫동안 지속되면 척추신경에 구조적인 변화가 생깁니다. 쉽게 말하면 척추신경이 서서히 멍들고 상하는 것이죠. 척추신경이 상하면 발바닥에 저림과 같은 이상 감각을 느끼게 됩니다. 발바닥이 저리거나, 발바닥에 뭔가 박혀있는 느낌, 걸을 때 자갈이나 스펀지를 밟는 느낌 등이 척추관협착증 환자분들이 자주 호소하는 발바닥 이상 감각입니다.

허리와 다리가 아프면서 발바닥에 이상 감각을 느낀다면? 혹시 척추 관협착증이 아닌지 척추 전문의에게 진료를 보시기 바랍니다. 척추 관협착증을 초기에 발견하고 치료하면 발바닥 이상 감각이 없어집니다. 하지만, 심한 척추관협착증을 오랫동안 방치해두면 수술을 받더라도 발바닥 증상은 좋아지지 않는 경우가 많습니다. 신경이 이미 상해버렸기 때문에 수술을 하더라도 기대한 만큼 좋아지지 않고 후유증이 남는 것이죠. 모든 병이 그러하듯, 척추 질환도 미루고 방치하면 쓸데없이 병을 키우게 됩니다. 초기에 제대로 진단하고 적극적으로 치료하는 것이 정말 중요합니다.

## 소변을 자주 보는 병

60대 남자 A 씨: 저는 요즘 들어서 소변을 자주 봅니다. 소변을 봐도 시원하지 않고 뭔가 남아있는 느낌이 지속됩니다. 나이도 있으니 전립선 비대증 증상일 거라 생각하고 가까운 비뇨기과를 방문했습니다. 그런데 비뇨기과 전문의는 전립선은 건강하니 걱정하지 말라며 몇 가지 약을 처방해주었습니다. 오래 걸으면 다리에 저림이 자꾸 느껴져서 척추로 유명하다는 누 원장님에게 진료를 보고 MRI 검사를 했습니다. 검사 결과 허리에 척추관협착증이 상당히 심하다고 합니다. 그런데 혹시 소변을 자주 보지 않냐고 물어보시네요. 안 그래도 소변 증상이 심해서 비뇨기과 치료를 하는 중이라고 말했습니다. 누 원장님은 제 소변 증상은 척추관협착증 때문에 생긴 것이라며 척추관협착증을 치료해야 소변 증상이 좋아질 거라고 말합니다. 저는 소변을 자주 보는 게 척추 때문이라고는 전혀 생각을 못했습니다.

A 씨의 사례처럼 척추관협착증 환자분이 소변을 자주 보거나 소변이 시원하지 않다고 말하는 경우를 흔하게 봅니다. 척추관협착증이라고 하면 허리나 다리가 아프고 저린 병으로 생각하는데요. 심한 척추관협착증일 때 반드시 나타나는 증상 중 하나가 소변 증상입니다. 척추관 안에는 허리, 엉덩이, 그리고 다리로 가는 척추신경과 함께 방광으로 가는 척추신경도 있답니다. 방광으로 가는 척추신경이 두꺼운 뼈에 눌리면 방광기능이 서서히 약해집니다. 소변을 자주 보며, 보고 나도 시원하지 않고, 소변이 남아있다고 느낍니다. 이런 소변 증상은 매우 천천히 진행되기 때문에 대수롭지 않게 생각하는 경우가 많습니다. 남자분들은 전립선 비대증이라 여기고 비뇨기과 치료를 받는 경우도 종종 있습니다. 척추관협착증으로 인한 소변 증상을 오랫동안 방치하면 결국 방광 기능이 망가집니다.

심한 경우 소변이 줄줄 새는 요실금 현상이 생길 수 있습니다. 소변 증상도 척추관협착증을 초기에 발견하고 적극적으로 치료하면 좋아질 수 있습니다.

## 허리디스크와 닮은 듯 다른 병

허리에 생기는 가장 흔한 병이 허리디스크라면 두 번째로 흔한 병이 척추관협착증입니다. 허리디스크와 척추관협착증 모두 허리와 다리가 아프기 때문에 서로 비슷해 보이지만 자세히 살펴보면 완전히 다른 병입니다. 허리디스크는 허리뼈와 뼈 사이에서 쿠션 역할을 하고 있는 부드러운 연골, 즉 디스크가 갑자기 탈출되어 신경을 누르는 병입니다. 척추관협착증은 딱딱한 척추뼈가 서서히 두꺼워지며 신경을 누르는 병입니다. 허리디스크와 척추관협착증의 차이점은 다음과 같습니다.

1) 허리디스크는 20대에서 80대까지 나이에 상관없이 생기는 병입니다. 척추관협착증은 대개 50대 이후 주로 생기는 병입니다.

2) 허리디스크는 갑자기 증상이 나타납니다. 척추관협착증은 증상이

서서히 시작됩니다.

3) 허리디스크는 앉거나 눕거나 걷거나 상관없이 계속 통증을 느낍니다. 척추관협착증은 눕거나 앉으면 아프지 않지만 서서 걸으면 통증이 유발됩니다.

4) 허리디스크는 치료만 잘 해주면 저절로 흡수됩니다. 척추관협착증은 딱딱한 뼈가 신경을 누르기 때문에 치료를 열심히 하더라도 저절로 흡수되지 않습니다.

## 척추관협착증이란?

척추관협착증이 어떤 병인지 이제 이해하셨나요? 지금까지 설명한 내용을 정리하면 다음과 같습니다.

척추관협착증은 약해진 척추를 보강하기 위해 두꺼워진 척추뼈가 척추관 내부를 지나는 척추신경을 누르는 병입니다. 척추관협착증은 주로 50대 이후에 생기며 남성보다 여성에서 두 배 정도 더 많이 발생합니다. 서 있거나 걸으면 허리와 다리에 통증과 저림이 생겨 오래 걷거나 오래 서 있기 힘듭니다. 허리, 다리 통증 외에도 골반 통증, 발바닥 저림, 그리고 소변 증상 등이 동반되는 경우가 많습니다. 급작스럽게 통증이 발생하는 허리디스크와 달리 척추관협착증은 서서히 증상이 생기며, 제대로 치료하지 않으면 시간이 흐를수록 자꾸 심해지는 병입니다.

# 척추관협착증 예방

모든 병은 심해지기 전에 미리 예방하는 것이 가장 좋은 치료 방법입니다. 척추관협착증도 마찬가지입니다. 척추관협착증이 심하게 진행되면 사실 수술 말고는 근본적인 치료 방법이 없습니다. 그래서 초기에 미리미리 예방하는 것이 가장 중요합니다. 사람들은 얼굴에 좋은 화장품을 사용하고 외출할 때는 선크림을 발라 자외선으로부터 피부를 보호합니다. 마사지를 정기적으로 받으면서 피부가 처지지 않도록 노력하지요. 얼굴에 잡티나 점이 생기면 더 심해지기 전에 피부과에 가서 레이저치료를 받습니다. 척추관협착증도 마찬가지입니다. 평소에 척추에 좋은 자세를 취하고 나쁜 자세는 피하며 술, 담배는 멀리하는 것이 좋습니다. 척추 근육을 강화하는 좋은 운동을 많이 하고 척추에 나쁜 운동을 피하면서 꾸준하게 관리하면 척추관협착증은 충분히 예방할 수 있는 병입니다. 이 장에서는 척추관협착증을 예방하는 방법에 대해서 자세히 알아보겠습니다.

## 자세

척추관협착증을 예방하기 위해서 척추에 좋은 자세를 많이 취하고 나쁜 자세를 피하는 것이 좋습니다. 장시간 나쁜 자세에 노출되면 척추에 스트레스가 쌓입니다. 결국 척추가 약해지기 때문에 척추관협착증이 생기기 쉽겠죠. 그래서 일상생활에서 척추가 가급적 스트레스를 덜 받도록 항상 신경을 써야 합니다. 척추관협착증에 좋은 자세에 대해서 알아보겠습니다.

먼저 방바닥에 앉는 시간을 줄이세요. 우리나라는 좌식 생활을 주로 하기 때문에 하루 중에 방바닥에 앉아있는 시간이 많습니다. 오랫동안 방바닥에 앉아있으면 우리 몸의 체중이 짓누르는(압박) 스트레스와 몸을 앞으로 숙이고 구부리게 만드는(굴곡) 스트레스가 허리에 계속 작동합니다. 척추 질환으로 치료받는 분들이 방바닥에 앉아있으면 허리에 통증을 느끼는 이유가 이런 스트레스 때문입니다. 장시간 척추가 스트레스를 받으면 허리디스크와 척추후방 관절이 약해지고 결국 척추관협착증으로 이어질 가능성이 높습니다. 척추관협착증을 예방하려면 가급적 방바닥에 앉는 시간을 줄이세요. 방바닥보다는 의자나 소파에 앉는 것이 더 좋습니다. 오래 앉았다 싶으면 잠깐 일어나서 서 있으세요. 서 있으면 허리에 쌓인 스트레스가 다리를 통해 몸 밖으로 빠져나가 해소됩니다.

두 번째로 쪼그려 앉아서 일하는 것은 척추에 무척 해로워 피하는 것이 좋습니다. 쪼그리고 앉으면 자연히 허리를 앞으로 숙이고 구부린 자세로 일하게 됩니다. 척추의 뒤쪽에는 척추가 앞으로 구부러지지 않도록 뒤로 당겨주는 척추신전근이라는 근육이 있습니다. 쪼그리고 앉아서 일하면 척추신전근에 위아래로 잡아당기는 스트레스, 즉 '장력'이 지속적으로 작용합니다. 오랫동안 지속적으로 쪼그리고 앉아서 일하면 결국 척추신전근이 스트레스를 버티지 못하고 말라버립니다. 허리를 뒤로 당겨서 똑바로 세워주는 척추신전근이 말라버리고 제 기능을 못하니, 척추가 약해져 척추관협착증이 생기기 쉽습니다. 수십 년간 밭일을 하거나 쪼그리고 앉아서 장사를 하면 척추신전근이 완전히 말라붙어 버립니다. 결국 척추가 앞으로 꼬부라지는 병인 '퇴행성 요추 후만증'이 생길 수도 있어 주의를 요합니다. 쪼그리고 앉아서 일하면 척추뿐만 아니라 무릎 관절도 빨리 망가집니다. 어쩔 수 없이 계속 쪼그리고 앉아서 일해야 하는 사람들도 있습니다. 이런 분들은 목욕탕에서 쓰는 낮은 의자를 하나 구해서 의자에 앉아서 일하세요. 만약 낮은 의자를 쓰기도 여의치 않다면 틈날 때마다 잠시 일어서서 허리를 쭉 펴고 스트레칭을 한 후 일하도록 하세요.

척추관협착증을 조장할 수 있어 피해야 할 나쁜 자세에 대해 알아보았는데요. 그러면 척추관협착증을 예방할 수 있는 좋은 자세는 어떤 자세일까요? 책상에 앉아서 컴퓨터 작업을 하는 경우를 예로 들어보겠습니다. 첫째, 허리부터 등까지 쭉 곧게 편 자세로 의자에 앉습니다. 둘째, 턱을 몸 쪽으로 가볍게 당겨 목이 살짝 앞으로 숙인 자세를 취합니다. 이 자세에서 눈의 시선의 높이가 대부분 컴퓨터 모니터 화면의 중앙보다 약간 위쪽에 위치합니다. 마지막으로, 모니터의 높이를 본인의 시선 높이에 맞도록 조절합니다. 일상생활에서 시선에 맞추어 모니터를 조절하지 않고 모니터의 높이에 맞추어 시선을 조절하는 경우가 대부분인데요. 모니터에다가 몸을 맞추려고 하면 허리는 구부정한 자세를 취하면서 목은 거북이 모양으로 어정쩡하게 구부려야 합니다. 장시간 이런 불편한 자세로 앉아서 일하면 척추가 상당한 스트레스를 받습니다. 척추관협착증에 좋은 자세의 핵심은 일단 허리를 꼿꼿하게 펴고 앉아야 한다는 것, 그리고 목을 당긴 후 시선의 높이에 맞춰 모니터 높이를 조절해야 한다는 것입니다.

## 수면

척추관협착증에 좋은 수면 자세는 어떤 자세일까요? 천장을 보고 똑바로 누워서 자는 것이 제일 좋은 자세입니다. 옆으로 모로 누워 자는 것도 괜찮습니다. 하지만 엎드려 자는 것은 허리와 목에 스트레스를 주는 자세이므로 피하는 것이 좋습니다. 똑바로 눕거나 옆으로 모로 누워서 계속 자면 좋겠지만 실제 우리는 엎치락뒤치락 몸부림치며 자는 경우가 많습니다. 깊이 잠들어 버리면 마음먹은 대로 수면 자세를 조절하기가 힘듭니다. 그래서 수면 자세에 신경 쓰며 스트레스받는 것보다는 차라리 나한테 제일 편한 자세로 잠을 푹 자는 것이 나아 보입니다.

척추관협착증에 침대에서 자는 것이 나을까요. 아니면 방바닥에서 자는 것이 더 나을까요? 침대나 방바닥이나 크게 차이가 없기 때문에 그냥 내가 편한 곳에서 자는 것이 좋습니다. 척추관협착증으로 수술을 받은 경우 집에 침대가 있으면 침대에서 자도록 하세요. 만약 집에 침대가 없다고 하더라도 침대를 새로 구입할 필요는 없습니다. 두꺼운 요를 깔고 방바닥에서 잠을 자도 괜찮습니다.

## 음식

우리나라 사람들은 '좋은 음식으로 병을 고칠 수 있다'고 생각합니다. TV 방송에서도 건강에 좋은 음식들을 많이 추천해줍니다. 그런데 자세히 들여다보면 세상에는 건강에 좋지 않은 음식이 하나도 없는 것 같아요. 예로 고구마의 효능에 대해서 인터넷에서 검색해보았더니 변비 예방, 피부미용, 다이어트, 고혈압 예방, 그리고 항암 효과까지 있다고 합니다. '고구마 한 가지만 잘 먹어도 모든 병이 다 예방되겠네?' 라고 생각할 수 있겠지만 실제로는 그렇지 않죠. 누 원장이 척추관협착증에 좋은 음식을 인터넷에서 검색해 찾아보았습니다. 모과, 사과, 토마토, 콩, 다시마 그리고 족발이 척추관협착증 예방에 좋다고 합니다. 조금 냉정하긴 하지만 과학적 사실에 근거를 두고 판단해봅시다. 이런 음식들을 장기간 복용했을 때 척추관협착증에 치료 효과가 있다는 의학 논문을 누 원장은 아직 보지 못했습니다. 누 원장이 15년 넘게 척추관협착증 환자를 진료했지만 다시마나 족발을 장복해서 척추관협착증을 고쳤다는 분을 한 번도 본 적이 없어요. 물론 언급된 음식들은 대부분 몸에 좋은 음식이라고 생각합니다. 하지만 척추관협착증과 같은 척추 질환에 예방 효과 또는 치료 효과가 있다고 단정 지어 말하기는 어렵습니다. 결론적으로 척추관협착증을 예방하거나 치료에 도움이 되는 음식은 따로 없습니다. 척추관협착증에 좋은 음식을 찾지 마시고 우리 몸에 좋다고 알려진 음식들을 골고루 드시면 될 일입니다.

칼슘을 알약으로 복용하면 뼈가 튼튼해져서 골다공증을 예방하고 결과적으로 척추가 튼튼해진다. 이렇게 생각하고 칼슘 알약을 비타민처럼 매일 드시는 분들이 많습니다. 최근에 발표된 매우 신뢰할만한 연구 결과에 따르면 칼슘을 알약으로 복용한다고 해서 뼈가 생각만큼 튼튼해지지 않는다고 합니다. 오히려 칼슘을 알약으로 오래 복용하면 심근경색과 같은 심장 질환이 생길 가능성이 현저하게 증가한다고 합니다. 또한 칼슘 알약을 과다하게 복용하는 경우 신장 결석이 생길 위험도 증가한다고 하네요. 칼슘을 약으로 구입해서 복용하는 경우 득보다 실이 더 많다는 것이지요. 그래서 누 원장도 요즘은 칼슘 제제를 따로 처방하지 않는답니다. 칼슘을 약으로 복용하는 대신 우유, 치즈, 두부, 그리고 멸치처럼 칼슘이 많은 음식을 복용하세요. 골다공증이 예방되고 뼈도 튼튼해지면서 심장이나 신장에도 해로운 문제가 생기지 않는답니다. 평소에 약 대신 음식으로 칼슘을 섭취하도록 노력하세요.

퇴행성 관절염 환자분들이 건강기능식품으로 글루코사민을 복용하곤 합니다. 퇴행성 관절염 환자가 글루코사민을 복용하면 염증 감소와 통증 완화 작용이 일반 소염진통제보다 오래 지속된다고 합니다. 퇴행성 관절염에 효과가 있으니까 퇴행성 척추 질환인 척추관협착증에도 효과가 있을 거라고 생각하기 쉬운데요. 아직까지 척추관협착증이나 허리디스크 같은 척추질환에는 글루코사민의 효과가 과학적으로 입증되지 않았습니다. 그래서 누 원장은 척추 질환으로 치료 중인 분들에게 글루코사민을 따로 처방하지 않는답니다.

## 담배

척추관협착증은 두꺼워진 척추뼈가 척추관 내부의 척추신경을 압박하는 병입니다. 척추신경이 두꺼워진 척추뼈에 오랫동안 계속 눌리면 신경조직에 혈액 순환이 나빠집니다. 오른손으로 왼쪽 손목을 꽈악 쥐고 눌러보세요. 잠시만 누르고 있어도 왼쪽 손바닥 색깔이 벌겋게 변하지요. 조금 더 누르고 있으면 손이 저리고 아파져 옵니다. 우리 몸의 모든 조직은 동맥을 통해서 신선한 혈액을 공급받습니다. 조직에 산소와 영양분을 공급한 혈액은 정맥을 통해 밖으로 배출됩니다. 손목을 꽈악 누르고 있으면 동맥으로부터 공급되는 신선한 혈액량이 줄어듭니다. 또한 사용된 혈액이 정맥으로 충분히 배출되지 않아, 피의 흐름이 정체되는 울혈(congestion) 현상이 발생합니다. 피의 흐름이 정체되면 손에 신선한 산소와 영양분이 공급되지 않습니다. 이런 혈액 흐름의 정체가 장시간 지속되면 손이 괴사(세포나 조직의 일부가 죽는 현상) 됩니다.

신경도 마찬가지입니다. 두꺼워진 뼈가 척추신경을 오랫동안 심하게 압박하면 신경 조직에 혈액 공급과 배출, 즉 혈액 순환이 원활하지 않습니다. 신선한 혈액과 영양분이 충분히 공급되지 않으니까 신경이 숨을 헐떡거리면서 겨우겨우 버티고 있는 것이죠. 그런데 담배를 피우잖아요? 담배를 피우면 몸속의 혈관이 급격하게 수축합니다. 혈관이 수축하며 닫히니 척추신경에도 혈액공급이 갑자기 확 줄겠죠. 그나마 겨우겨우 버티고 있던 척추신경이 그로기 상태에 빠지고 상합니다. 그 결과 척추관협착증 증상이 더 심해집니다. 척추관협착증을 진단받았다면 그날부터 당장 담배를 끊어야 합니다. 치료를 열심히 하고 나서 힘드니까 담배를 한 대 피우면? 치료 효과가 말짱 도루묵이 된답니다. 담배를 끊으라고 하면 일단 줄여보겠다고 하시는 분들이 많습니다. 담배를 줄이다가 리바운드 현상이 생겨서 오히려 예전보다 더 많이 피우는 분들을 종종 목격합니다. 담배를 갑자기 끊기가 힘들다면 다음 방법을 한 번 시도해보세요. 하루 24시간 동안 한 개비도 담배를 피우지 않습니다. 다음 날은 담배를 가급적 줄여서 피우세요. 24시간 동안 한 개비도 피우지 않는 것이 핵심입니다. 이런 식으로 피우다 안 피우다를 반복하다 보면 자연스럽게 안 피우는 날이 늘어나면서 담배를 끊게 됩니다.

반드시 기억하세요. 척추관협착증 치료의 시작은 바로 '금연'입니다.

## 술

척추관협착증으로 치료 중인데 술을 마시면 안 되냐고 물어보시는 분들이 있어요. 허리와 다리에 통증과 저림을 느낀다면 두꺼운 뼈에 눌린 척추신경이 화나고 부어있기 때문입니다. 치료로 척추신경의 부기를 겨우 가라앉혔는데 술을 마시면 당장은 술에 취해서 통증을 못 느낍니다. 하지만 시간이 지나면서 신경이 다시 부어올라 통증이 더 심해집니다. 치료하는 동안 쏟았던 시간과 노력이 순식간에 헛수고가 되어 버립니다. 척추관협착증 치료 약을 복용하는 중에 술을 마시면 간에 부담을 줄 수도 있습니다. 술을 마시고 취한 상태에서 허리를 삐끗하면 허리디스크가 탈출될 수 있습니다. 척추관협착증으로 척추관이 좁아진 상태에서 허리디스크가 탈출되면 엎친 데 덮친 격으로 척추신경이 심하게 눌립니다. 갑자기 극심한 다리 통증이 생기고 운이 나쁘면 응급 수술을 받을 수도 있습니다. 대수롭지 않게 생각하고 술을 마시다가 갑자기 척추수술을 받을 수도 있으니 정말 조심해야 하겠죠.

척추관협착증 증상이 많이 좋아져서 치료를 마치고 운동을 시작하는 단계라면 가볍게 한두 잔 술을 마셔도 무방합니다. 하지만 지나친 음주는 건강에 해롭다는 걸 항상 기억하도록 하세요.

## 커피

관세청 자료에 의하면 2015년 우리나라의 커피 원두와 생두 수입

량은 약 13만7천 톤이라고 합니다. 일인당 일주일에 12.3회 커피를 마신다고 하며 이는 하루에 1.7잔꼴입니다. 커피가 밥보다도 더 자주 먹은 음식이 되었는데요. 척추 전문의들은 '커피는 척추에 좋지 않은 음식이기 때문에 과도한 섭취를 피해야 한다'고 말합니다. 이는 커피에 포함된 카페인 성분 때문인데요. 카페인의 이뇨 작용 때문에 커피를 많이 마시면 소변을 자주 보게 됩니다. 그런데 카페인이 소변으로 빠져나갈 때 칼슘도 함께 소변으로 빠져나갑니다. 이로 인해 척추뼈가 약해지고 골다공증이 생기기 쉽다는 것이지요. 척추관협착증을 치료하느라 담배도 끊고 술도 못 마시는데 커피까지 끊어야 한다면? 치료도 중요하지만 인생에 낙이 별로 없을 것 같습니다.

그런데, 일반적으로 알려진 바와 달리 커피를 많이 섭취하면 오히려 척추뼈가 더 튼튼해진다고 합니다. 서울대병원 가정의학과 최은주 전문의는 우리나라 폐경 전 여성 4066명에서 커피 섭취량에 따른 뼈 상태의 변화를 연구하여 발표하였습니다.* 커피를 하루에 두 잔 마시는 여성이 커피를 한 잔도 안 마시는 여성들에 비해 척추와 골반뼈 상태가 훨씬 좋았습니다. 기존에 알려진 바와 달리 커피 섭취가 오히려 뼈를 튼튼하게 만들어주는 긍정적 효과를 보인 것이죠.

이는 커피에 포함된 성분들이 에스트로겐 호르몬 생성을 촉진하고 항산화 및 항염증 효과가 있기 때문으로 설명합니다. 1995년 Currie 등이 발표한 연구결과에 의하면 카페인 섭취와 만성 허리 통증 사이에도 아무런 연관이 없다고 합니다. 커피를 많이 마신다고 해서 척추관협착증에 해가 된다는 연구 결과도 아직 없답니다. 결론적으로 척추관협착증 치료 중이라고 해서 커피를 끊을 필요는 없습니다. 평소처럼 마음 편하게 커피를 즐기셔도 좋습니다. 하지만 과도한 카페인 섭취는 위장 장애, 불면증, 그리고 부정맥 등을 유발할 수 있으니 주의하는 것이 좋겠습니다.

* Choi EJ, Kim KH, Koh YJ, et al: Coffee consumption and bone mineral density in Korean Premenopausal women. Korean J Fam Med 35, 11-18, 2014

## 성관계

척추관협착증을 진단받으면 척추에 무리가 될까 걱정되어 성생활을 피하는 분들이 간혹 있습니다. 결론부터 말씀드리면 적당한 성생활은 척추에 큰 무리를 주지 않습니다. 허리를 반복적으로 앞뒤로 움직이면서 척추와 골반 근육에 적절한 긴장감을 유발하여 척추가 튼튼해지도록 유도하는 효과가 있습니다. 성교 자세는 극단적으로 아크로바틱(acrobatic)한 자세만 아니라면 대부분 괜찮습니다. 정상위, 전측위, 후측위, 전좌위, 후좌위, 그리고 후배위 등등 다 가능합니다. 단, 성관계 중에 허리나 다리에 통증이나 저림이 느껴지는 자세는 피하도록 하세요. 또한, 허리나 다리에 심한 통증 때문에 치료받고 있는 상태라면 통증이 가라앉을 때까지는 성관계를 피하는 것이 좋겠습니다.

성관계 시 발기가 잘 되지 않는 발기부전은 우리 몸의 혈관기능에 이상이 있다는 경고라고 합니다. 제대로 된 발기가 이루어지려면 성기의 혈관이 확장되어 성기 내부로 유입된 피가 다시 밖으로 빠져나가지 못하게 수축해야 합니다. 고령, 흡연, 당뇨, 고혈압, 그리고 고지혈증 등에 의해 혈관의 탄력이 떨어지고 혈관 내벽이 두꺼워지면 성기 혈관의 수축이 원활하게 이루어지지 않아 발기 부전이 생깁니다. 그래서 발기부전이 생기면 심장에도 이상이 생길 수 있다는 사전 경고로 받아들여야 한답니다. 발기부전은 척추관협착증 때문에 생길 수도 있습니다. 척추관협착증으로 두꺼워진 뼈가 척추신경을 누르면 다리로 가는 신경과 함께 성기의 기능을 조절하는 신경도 압박됩니다. 그래서 심한 경우에는 성기능도 저하되어 발기부전이 생기기도 합니다. 성관계 시 예전과 다르게 발기가 시원찮다면 혈관에 문제가 생긴 건 아닌지 그리고 혹시 척추관협착증이 생긴 건 아닌지 한 번 의심해보는 것도 좋습니다.

## 스트레칭

척추관협착증에 어떤 스트레칭이 좋은지 궁금해하시는 분들이 많습니다. 허리를 심하게 앞으로 숙이거나 옆으로 극단적으로 비트는 동작만 피한다면 맨손 체조 정도의 일상적인 스트레칭은 척추관협착증에 크게 문제가 되지 않습니다. 만약 허리나 다리에 통증을 유발하는 동작이 있다면 '내 몸에 맞지 않다'고 생각하고 그 동작을 빼고 스트레칭을 하세요.

그런데 스트레칭을 열심히 하면 척추가 튼튼해지고 척추관협착증이 예방될까요? 우리가 일반적으로 언제 스트레칭을 해야 하는지 한 번 생각해 봅시다. 걷기 운동하기 전에, 달리기 전에, 그리고 근력운동 시작하기 전에 스트레칭을 하지요. 운동 전에 몸의 긴장을 충분히 풀어 본격적으로 운동을 할 때 근육에 무리가 가지 않도록 하는 것이 바로 스트레칭입니다. 척추관협착증을 예방하려면 평소에 척추 근육을 강화해서 근본적으로 척추를 튼튼하게 만드는 것이 매우 중요합니다. 그런데 스트레칭은 척추 근육을 유연하게 풀어주기는 하지만 척추 근육을 튼튼하게 강화하는 효과는 미미합니다. 그러니, 스트레칭을 아무리 많이 해도 척추는 별로 튼튼해지지 않습니다. 스트레칭을 가볍게 해서 몸을 풀고 난 후 본격적으로 척추 근육을 튼튼하게 만드는 운동, 즉 빨리 걷기, 자전거 타기, 또는 수영과 같은 저충격 유산소 운동을 열심히 하는 것이 더 합리적입니다. 척추 근육을 튼튼하게 만들고 싶다면 집 안에서 스트레칭만 하지 말고 밖으로 나가 한 시간 동안 열심히 걸어보세요.

## 스트레칭으로 만병통치?

'척추관협착증이나 허리디스크라는 병은 실제로는 없는 병이고 척추신경을 누르지도 않는다. 척추신경이 눌려서 허리와 다리에 통증을 느끼는 것이 아니라 근육이 굳고 긴장되어 통증을 느낀다' 이런 주장이 최근 제기되어 화제가 되고 있습니다. 척추관협착증이나 허리디스크라는 병은 실제로는 없는 병이니까 척추를 치료할 것이 아니라 스트레칭으로 뭉친 근육을 풀어주어야 한다는 논리인데요. 척추관협착증이 척추신경을 누른다는 이야기는 정말 의사들이 만들어낸 환상일까요? 누 원장은 지난 십오 년 동안 많은 척추관협착증 수술을 집도했습니다. 척추신경을 심하게 누르고 있는 것을 수 없이 목격했습니다. 척추관협착증에 눌린 척추신경이 퉁퉁 붓거나 마치 긁힌 것처럼 벌겋게 변색이 되어 있기도 하고요. 너무 오랫동안 눌린 경우, 척추신경이 마치 종이처럼 얇아져 있기도 합니다. 척추신경은 원래 다리의 근육과 관절을 유기적으로 조절하는 역할을 수행합니다. 척추신경이 척추관협착증에 의해 심하게 눌리면 신경이 지나가는 경로를 따라서 통증을 느끼고 이차적으로 그 경로에 위치한 근육이 뭉치고 경직됩니다. 척추관협착증 때 허리와 다리의 근육이 뭉치고 경직되는 건 이차적으로 나타나는 증상 중 하나일 뿐입니다. 그 자체가 병은 아닌 것이죠. 허리와 다리 근육의 뭉침을 마사지나 스트레칭으로 풀어주면 당연히 시원하다고 느끼고 통증도 일부분 좋아집니다. 하지만 근본적인 원인인 척추관협착증은 전혀 해결되지 않았으니까 시간이 지나면 통증이 재발하고 근육도 다시 경직됩니다. 세상에 만병통치약은 없어요. 스트레칭으로 모든 척추 질환을 다 고친다면 스트레칭이 만병통치약이라는 건데, 이에 대한 판단은 독자 여러분의 몫으로 남겨놓겠습니다. 어쨌든 척추관협착증 환자가 과도한 스트레칭을 하면 척추신경이 갑자기 자극되어 극심한 통증을 느낄 수 있어 주의를 요합니다. 스트레칭은 되도록 가볍게 하는 것이 좋습니다.

## 맥켄지 신전 운동

'맥켄지 신전 운동(Mckenzie extension exercise)'은 뉴질랜드의 물리치료사 로빈 맥켄지가 고안해 낸 운동법입니다. 척추를 신전시키는 단순한 동작을 반복하는 운동법인데 허리디스크로 인한 통증을 예방하고 치료하는 효과가 있습니다. 맥켄지 신전 운동은 엎드려서 하는 방법과 서서 하는 방법이 있습니다. 엎드려서 하는 운동법에 대해서 자세히 알아보겠습니다.

1) 바닥에 배를 대고 다리를 쭉 뻗어 엎드립니다.

2) 4~5분간 몸에 힘을 빼고 근육이 이완된 상태를 유지합니다.

3) 심호흡을 한 후 팔꿈치를 쭉 펴면서 천천히 상체를 들어 올립니다.

4) 상체를 일으킨 상태에서 10초간 멈추어 자세를 유지합니다.

5) 다시 천천히 엎드려 1)번 자세로 돌아갑니다.

6) 1~5)번을 여러 차례 반복합니다.

최근 서울대학교병원 재활의학과 정선근 교수님께서 '허리디스크 수술을 피하는 좋은 운동'으로 맥켄지 신전 운동법을 추천하여 화제가 되고 있습니다. 맥켄지 신전 운동은 신전 자세를 반복하는 운동으로 척추신전근을 강화하는 효과가 있습니다. 그런데 이 운동법은 로빈 멕켄지가 지금으로부터 무려 60년 전인 1956년에 고안해 낸 운동법입니다. 오래전부터 널리 알려진 운동법이라 많은 허리디스크 환자들이 맥켄지 신전 운동을 따라서 했겠지요. 그 결과는 과연 어떨까요?

모든 허리디스크 환자들이 맥켄지 신전 운동으로 효과를 보는 것은 아닙니다. 허리디스크가 심하게 탈출되거나 파열된 경우, 맥켄지 신전 운동이 오히려 척추신경을 더 자극할 수 있습니다. 허리디스크 환자가 맥켄지 운동을 하면서 허리나 다리 통증이 심해진다면 운동을 바로 중단하는 것이 좋습니다. 척추관협착증으로 치료 중이라면 맥켄지 신전 운동은 가급적 피하는 것이 좋습니다. 척추관이 좁아져 있는 상태에서 과도하게 허리를 신전하면 척추관이 순간적으로 더 좁아집니다. 근근이 버티고 있던 척추신경이 척추를 신전하는 동안 척추뼈에 더 심하게 눌립니다. 이로 인해 맥켄지 신전 운동을 한 후 통증이나 파행이 더 심해지기도 합니다. 수년 전 미국에서 척추관협착증을 치료하기 위해 엑스-스탑(X-STOP)이라는 특수한 기구가 개발되었습니다. 엑스-스탑은 척추 극돌기 사이에 삽입하는 기구인데 척추의 과도한 신전을 막기 위해 고안된 장치입니다(extension blocker). 허리를 신전하면 척추관이 좁아지면서 척추관협착증 증상이 심해지니까 엑스-스탑을 삽입하여 신전을 최대한 방지하는 것이지요. 이런 수술 방법이 개발될 정도로 척추를 과하게 신전하는 자세는 척추관협착증에 좋지 않답니다. 스트레칭이나 운동도 마찬가지이겠지요.

맥켄지 신전 운동이 오랜 기간 검증되어온 좋은 운동 방법이라는 것은 확실합니다. 하지만 모든 척추 질환이 맥켄지 신전 운동으로 예방되거나 치료되는 것은 아니라는 사실을 반드시 기억해야 하겠습니다. 누 원장은 척추관협착증에 맥켄지 신전 운동은 추천하지 않습니다. 멕켄지 신전 운동을 하는 대신 밖에 나가서 한 시간 동안 열심히 걷기 운동을 하는 것이 낫습니다. 평지에서 빨리 걷기는 척추신경을 자극하지 않으면서 척추신전근을 자연스럽게 강화하기 때문입니다.

## 거꾸리

거꾸리는 기구에 거꾸로 매달려 내 체중을 이용하여 척추를 당겨주는 운동입니다. 거꾸리 운동을 하면 물리치료 중 하나인 견인치료와 유사한 효과를 볼 수 있습니다. 견인치료는 가슴과 골반을 고정한 상태에서 척추를 위아래로 당겨주는 치료입니다. 견인치료를 하면 위 척추와 아래 척추 사이가 당겨지는데, 척추신경 가지가 지나가는 신경공(neural foramen)이 넓어져 신경압박을 완화시켜 주는 효과가 있습니다. 척추 근육의 뭉침과 경직이 완화되며 척추 근육에 혈액 순환도 개선됩니다. 거꾸리는 척추관협착증 초기에 효과적인 운동이며, 특히 척추관협착증에 허리디스크가 동반된 경우에 도움이 되는 운동입니다.

거꾸리 운동을 하고 나면 허리가 시원해지면서 통증도 완화되는 경우가 대부분입니다. 만약 거꾸리 운동을 하고 나서 통증이 오히려 심해진다면 거꾸리는 '내 몸 상태와 맞지 않다'고 판단하고 즉시 중단하는 것이 좋습니다. 척추분리증이 동반된 '협부결손형 척추전방전위증' 환자는 거꾸리 운동을 피해야 합니다. 거꾸리 운동을 장시간 과도하게 하면 머리에 피가 쏠리기 때문에 5분에서 10분 내외로 짧게 하는 것이 좋습니다. 특히 고혈압으로 치료 중인 분들은 거꾸리 운동을 주의해서 해야 합니다.

## 걷기

척추에 좋은 운동을 열심히 해서 척추 근육을 강화시키면 척추관협착증이 심해지는 것을 막을 수 있습니다. '약한 척추를 보강하기 위해 척추뼈가 두꺼워진다. 따라서 운동으로 척추를 튼튼하게 만들면 척추뼈가 더 두꺼워질 필요가 없다. 결과적으로 척추관협착증의 진행을 막을 수 있다' 이런 개념이지요. 척추관협착증에 어떤 운동이 좋을까요? 가장 좋은 운동은 바로 '평지에서 빨리 걷기'입니다. 하루에 한 시간 내외로 매일 같이 평지에서 걸어야 합니다. 빨리 걷다 보면 허리가 자연스럽게 뒤로 넘어가는 느낌을 받을 수 있는데요. 걷는 동안 허리를 뒤로 젖혀주는 척추신전근(back extensor muscle, 척추기립근이라고도 함)이 자연스럽게 강화되기 때문입니다.

척추관협착증은 오래 걷기 힘든 병인데 어떻게 한 시간씩 걷나요? 이런 의문이 생기실 겁니다. 엉덩이나 다리 통증 때문에 오래 걷기 힘들다면, 한 번에 많이 걸으려 하지 말고 짧게 나눠서 걷는 것이 좋습니다. 예를 들어 30분 걸으면 다리가 아파서 쉬어야 한다, 그러면 20분 정도 걷고 아프기 전에 미리 쉽니다. 잠시 쉬었다가 다시

20분 걷습니다. 이런 식으로 세 번만 반복하면 하루에 한 시간을 걷는 셈이죠. 다리가 아픈데도 억지로 참고 무리해서 오래 걷는 분들을 간혹 만납니다. 걷다가 다리에 통증을 느낀다는 것은 척추뼈에 눌린 신경이 더 이상 견디지 못하고 비명을 지르고 있는 건데요. 무리한 운동으로 척추신경을 자극하면 신경이 화나고 부어 오히려 증상을 더 악화시킬 수 있으니 주의해야 합니다.

병원에 가면 의사들이 맨날 걷기 운동만 하라고 말한다며 불평하시는 분이 있습니다. 사실 누구나 매일 같이 걸어 다니죠. 제가 말씀드리는 걷기 운동은 '평지에서 빨리 걷기', 즉 경보를 의미합니다. 매일 쉬지 않고 한 시간씩 걸으면 걷는 게 쉬워 보이지만 실제로는 참 재미없고 실천하기 어려운 운동입니다. 그런데 6개월 이상 걷기 운동을 열심히 하면 몸무게가 3-4킬로그램 이상 줄어듭니다. 고혈압과 당뇨가 예방되고요. 혈관도 건강해지며 심장도 튼튼해집니다. 우울증도 좋아집니다. 햇볕을 쬐며 걸으면 비타민 D 합성이 촉진되어 뼈도 단단해진답니다. 그리고 허리 근육도 튼튼해져 척추관협착증을 예방할 수 있어요. 의사들이 맨날 걷기 운동하라고 얘기하는 이유, 이제 이해되시죠?

## 자전거 타기

자전거 타기는 척추관협착증에 특히 좋은 운동입니다. 척추관협착증 환자분 중에 다리 통증 때문에 오래 걷지 못하지만 자전거는 전혀 통증을 느끼지 않고 잘 타는 분들이 많습니다. 서서 걸을 때 우리 몸은 허리를 약간 뒤로 젖히는 신전(extension) 상태를 유지하게 되는데, 허리가 신전 되면 척추관이 평소보다 좁아져 척추신경이 더 심하게 눌립니다. 척추신경이 척추뼈에 눌린 상태로 계속 걸으면 다리에 심한 통증을 느끼고 잠시 쉬어야 통증이 좋아집니다. 반면, 자전거를 탈 때는 허리를 약간 앞으로 숙이는 굴곡(flexion) 상태를 취하게 되는데 허리가 굴곡 된 상태에서는 척추관이 평상시보다 조금 더 넓어집니다. 척추뼈에 의한 신경 압박이 평소보다 완화되기 때문에 걸으면 다리에 통증을 느끼던 사람도 자전거를 탈 때는 다리에 통증을 느끼지 않는 것입니다. 자전거 타기는 저충격 유산소 운동으로 허리 근육 강화 효과가 뛰어납니다. 자전거를 열심히 타면 종아리, 허벅지, 배, 허리 그리고 상체까지 온몸의 근육이 균형을 이루며 튼튼해집니다. 심폐기능 향상은 물론이고 칼로리 소모가 상당하여 다이어트 효과도 있습니다. 오래 걷지 못하는 척추관협착증 환자에게 누 원장이 자전거 타기를 추천하는 이유랍니다.

## 수영

예전부터 의사들이 척추에 좋은 운동으로 수영을 가장 많이 권해 왔습니다. 수영은 부력을 이용하여 물에 떠서 하는 운동이니까 척추에 직접적인 충격을 주지 않으면서도 효과적으로 척추 근육을 강화할 수 있다고 생각했기 때문입니다. 수영은 전신 근육의 유연성을 강화하고 균형을 잡아줍니다. 하지만, 척추 근육 강화 효과는 빨리 걷기나 자전거 타기에 비해서 좀 떨어집니다. 오랫동안 수영을 열심히 했는데도 척추관협착증이 생겼다는 경우를 간혹 보게 되는 이유입니다. 수영만 하는 것 보다는 빨리 걷기나 자전거 타기를 주된 운동으로 하면서 보조적으로 수영을 같이하면 더 좋은 운동 효과를 볼 수 있습니다. 특히 무릎이 아파서 빨리 걷기나 자전거 타기를 많이 하기 힘든 경우에 수영은 좋은 대안이 되겠지요. 수영과 물속에서 걷기를 번갈아 가며 반복해서 하는 것도 좋습니다. 아쿠아 운동을 하면 어떠냐고 물어보는 분들이 많은데요. 아쿠아 운동을 할 때 허리나 다리에 통증을 느끼지 않는다면 조심해서 아쿠아 운동을 해도 괜찮습니다.

## 계단 오르기

계단 오르기도 척추관협착증에 좋은 운동입니다. 계단 오르기는 저강도 운동이면서도 빨리 걷기보다 세배 이상 칼로리가 소모되기 때문에 체중감량에 특히 효과적입니다. 단시간에 산소 소모량을 급격하게 늘리기 때문에 심폐기능도 향상됩니다. 허벅지와 무릎 주변 근육이 단련되며, 양발을 교대로 사용하므로 균형 감각이 향상됩니다. 계단을 오를 때 허리를 약간 앞으로 숙이게 되어 척추관이 넓어지니까 척추관협착증에 의한 신경 압박이 완화됩니다. 이시형 박사님은 100세 시대를 위해 지켜야 할 열 가지 생활습관 중에 '100계단 매일 오르기'를 강조했습니다. 미국 벨라민 대학의 로프린지 교수팀이 성인 6,000명을 대상으로 분석한 결과 계단 오르기를 매일 할 경우 따로 시간을 내서 운동하는 사람과 같은 효과를 볼 수 있었다고 합니다. 특히, 고혈압과 고지혈증 등 심혈관 질환이 줄어드는 효과가 있었고 뇌졸중이나 당뇨병 등의 위험요인도 제거되었다고 밝혔습니다.

계단 오르기와 달리 계단 내려오기는 척추와 무릎, 발목 관절에 상당한 충격을 줄 수 있습니다. 계단을 내려올 때 허리가 신전되어 척추관이 좁아지기 때문에 척추관협착증으로 인한 통증이 심해질 수 있어요. 그래서 계단을 걸어서 올라가고 내려올 때는 엘리베이터나 에스컬레이터를 이용하면 좋겠습니다. 척추관협착증에 의한 통증이 상당히 심할 때는 계단 오르기를 피해야 합니다. 척추 수술을 받으신 분들은 수술 후 두세 달 후부터 계단 오르기를 시작하는 것이 좋습니다. 계단 오르기를 하다가 무릎이나 발목에 통증이 느껴진다면 관절에 무리가 온다고 생각하고 계단 오르기를 중단하는 것이 좋습니다.

## 등산

등산 좋아하시는 분들 많으시죠? 척추관협착증 진단 후에 운동으로 극복해 보겠다며 등산을 열심히 하시는 분들이 많이 계시더군요. 등산이 척추관협착증에 좋은 운동일까요? 둘레길처럼 비교적 평탄한 산길을 가볍게 걷는 것은 척추관협착증에 도움이 됩니다. 하지만 무리한 등산은 오히려 척추관협착증에 독이 될 수 있습니다. 누 원장은 척추관협착증으로 치료 중인 분들에게 등산은 권하지 않습니다. 무릎에 퇴행성관절염으로 고생하는 분이 북한산에 등산을 다녀온다고 생각해보세요. 십중팔구 등산을 다녀온 후 무릎이 붓고 심한 통증을 느낄 겁니다. 평지를 걸을 때와 비교해서 경사진 산길을 오르내릴 때 무릎 관절이 더 큰 충격을 받기 때문입니다. 척추도 무릎과 마찬가지로 일종의 관절입니다. 따라서 산길을 오르내릴 때 척추가 심한 스트레스를 받게 되고 이로 인해 척추관협착증 증상이 더 심해질 수 있어요.

척추관협착증 환자분 중에 산에 올라갈 때는 큰 어려움이 없으나 내려올 때 심한 통증을 호소하는 경우가 종종 있습니다. 산에 올라갈 때는 허리를 약간 앞으로 숙인 자세로 올라가게 됩니다. 허리를 앞으로 숙이면 신경이 지나가는 통로, 즉 척추관이 일시적으로 넓어집니다. 반면, 산에서 내려올 때는 허리를 나도 모르게 약간 뒤로 젖힌 상태, 즉 신전상태를 유지하며 내려오게 되는데요. 허리를 뒤로 젖히는 신전 상태에서는 척추관이 좁아지면서 두꺼운 척추뼈가 척추신경을 순간적으로 더 많이 압박합니다. 척추신경이 더 많이 눌리고 자극되니 척추관협착증 증상이 당연히 심해지겠죠. 그래서 누 원장은 척추관협착증 환자분에게는 등산보다는 걷기 운동이나 자전거 타기 운동을 추천합니다.

'나는 척추관협착증이 있지만 매일 등산을 다녀와도 멀쩡하다'는 분들이 있습니다. 척추신경이 척추뼈에 눌려있지만 비교적 잘 적응하며 견디고 있기 때문에 등산을 하더라도 통증이 심하지 않는 것이죠. 이런 분들은 무리하지 않는 범위에서 등산을 계속 다녀도 무방합니다.

## 요가

허리가 아프다고 하면 주변에서 요가를 해보라고 권하시는 분들이 많습니다. 요가를 한 후 허리 통증이 많이 좋아졌다면서요. 요가가 척추관협착증에 도움이 될까요?

척추관협착증은 척추가 약해져서 생기는 병이기 때문에 척추후방관절이 약해져 있는 경우가 많습니다. 요가 운동 중에 허리를 앞으로 꺾거나, 옆으로 비틀거나, 또는 동시에 앞으로 꺾으면서 비틀면 척추후방관절이 많은 스트레스를 받습니다. 척추후방관절이 약한 상태에서 갑자기 스트레스를 받으니까 요가 운동 후에 허리 통증이 더 심해질 수 있습니다. 반복적인 스트레스로 인해 척추후방관절이 많이 약해지면 척추를 뒤에서 잡아주는 힘이 약해집니다. 심하면 척추가 몸의 앞쪽으로 미끄러지는 병인 척추전방전위증이나 척추불안정증이 발생할 수도 있습니다.

척추관협착증은 척추가 약해져서 생기는 병입니다. 그래서 허리디스크도 약한 경우가 많습니다. 허리를 앞으로 꺾고 옆으로 비트는 동작을 취할 때 약한 허리디스크가 견디지 못하고 파열될 수 있습니다. 척추관협착증에 의해 신경이 눌린 상태에서 허리디스크가 파열되면 척추신경이 앞뒤로 샌드위치처럼 심하게 눌립니다. 갑작스럽게 골반과 다리에 극심한 통증을 느끼게 되며 심한 경우 수술을 필요로 할 수도 있습니다.

척추관협착증 진단을 받았다면 요가는 조심하는 것이 좋습니다. 요가를 꼭 하고 싶다면, 허리를 무리하게 꺾고 비트는 동작은 피하도록 하세요. 가볍게 몸을 푸는 수준으로 요가 운동을 하는 것이 바람직합니다.

## 골프

척추관협착증에 골프는 어떨까요? 허리를 비드는 회전 동작이 들어가는 운동은 척추관협착증에 좋지 않아 피하는 것이 권장됩니다.

예를 들면, 배드민턴, 탁구, 골프, 요가, 이런 것들이죠. 하지만 사업상 꼭 필요하시다면 골프는 치셔도 됩니다. 연습장에서 스윙 연습만 계속하는 것은 좋지 않습니다. 단시간 동안 반복적인 회전 토크(torque)가 걸리기 때문에 허리에 무리가 가고 통증이 심해질 수 있습니다. 차라리 필드에 나가서 치고 걷고 치고 걷고, 이렇게 쉬엄쉬엄 편안한 마음으로 즐기세요. 내기 골프는 피하도록 하세요. 괜한 승부욕에 무리하다가 허리를 삐끗할 수 있기 때문이지요. 라운딩을 돌다가 갑자기 허리나 다리에 심한 통증을 느끼면 반드시 바로 운동을 중단해야 합니다. 허리나 다리에 통증이 심한 날은 라운딩을 삼가는 것이 좋습니다. 편안한 마음으로 자연을 즐기면서 쉬엄쉬엄 치고 걷고 치고 걷고, 이런 식으로 운동을 하시면 큰 문제 없이 골프를 즐길 수 있습니다.

## 헬스

척추관협착증은 있지만 허리디스크가 건강하다면 헬스클럽에 가서 근력 운동을 해도 괜찮습니다. 하지만, 척추관협착증이 있으면서 허리디스크도 약하다면 근력 운동은 상당히 주의해서 해야 합니다. 힘에 부치는 무거운 기구로 용을 쓰면서 무리하게 운동하면, 복압이 급격하게 상승하면서 척추를 자극합니다. 이로 인해 허리나 다리에 갑작스러운 심한 통증을 느낄 수 있습니다. 앉은 자세에서 무거운 역기나 아령을 머리 위로 들어 올리는 동작은 상당히 위험합니다. 작용-반작용의 법칙에 의해 들어 올린 기구의 무게만큼 척추를 아래로 짓누르기 때문에 피하는 것이 바람직합니다. 윗몸 일으키기는 소위 식스팩이라 불리는 복근을 단련시키는 운동입니다. 일반적으로 생각하는 것과 달리 척추 근육 강화 효과는 미미합니다. 윗몸 일으키기를 평소보다 무리해서 많이 하면 허리디스크의 섬유륜이 찢어지면서 디스크가 갑자기 탈출되거나 심지어 파열될 수도 있어 주의해야 합니다.

데드리프트(dead lift) 운동이 척추 근육 강화에 좋다고 추천하는 분들이 있습니다. 데드리프트는 척추기립근을 이용하여 바벨을 들어 올렸다 내렸다 하는 동작을 반복하는 운동입니다. 척추가 약한 분들은 헬스 운동을 통해 근육을 쥐어짜는 방식으로 척추기립근을 강화하면 위험합니다. 바벨을 들어 올리거나 내리는 동작에서 자칫 삐끗하기라도 하면 허리디스크가 탈출될 수 있습니다. 데드리프트 동작을 자세히 보면 무거운 물건을 척추의 앞쪽으로 드는 동작과 허리를 앞으로 숙이는 동작이 반복되는데, 둘 다 척추에는 좋지 않은 동작들입니다. 덤벨을 이용한 스쿼트(squat) 운동은 적절한 자세를 잘 유지하면서 시행하면 척추에 큰 부담을 주지 않습니다. 누 원장 생각에 척추가 약한 분들은 데드리프트보다는 덤벨 스쿼트 운동을 하는 것이 나아 보입니다. 덤벨 스쿼트 운동을 하다가 혹시 허리나 다리에 통증을 느낀다면 바로 중단해야 합니다.

## 10분 운동

척추관협착증에 좋은 운동과 주의해서 해야 하는 운동에 대해서 알아보았습니다. 평지에서 빨리 걷기, 자전거 타기, 수영, 계단 오르기 등이 척추관협착증을 예방할 수 있는 특히 좋은 운동입니다. 운동이 척추에 좋다는 건 알지만 일하느라 바빠서 운동할 시간이 없다는 분들이 많습니다.

The Wall Street Journal 최신호에 의하면 '건강한 식습관과 운동 습관, 금연, 10분 운동, 계속 움직이기, 행복한 미소 짓기'를 열심히 하면 심장마비를 예방하는 효과가 상당히 크답니다. 이 중에서 '10분 운동'이라는 부분에 주목할 필요가 있습니다. 하루 30분씩 일 년간 열심히 운동하면 심장마비 발생 가능성이 70%나 감소합니다.

그런데 바빠서 매일 30분씩 운동할 시간이 없다면? 아예 운동을 포기하는 것이 나을까요? 다행스러운 소식은 하루에 10분씩만 꾸준히 운동을 해도 심장마비를 50%나 막을 수 있답니다. 심장뿐만 아니라 척추에도 10분 운동을 적용해 볼 수 있지 않을까요? 척추관협착증을 예방하려면 하루에 30분에서 한 시간 정도 걷기 운동을 하는 것이 좋은데요. 만약 하루에 한 시간씩 시간을 내서 걷기 힘들다면? 포기하지 말고 10분 운동을 시작해 봅시다. 점심 식사 후 소화도 시킬 겸 10분 정도 직장 주변을 걸어보세요. 저녁 식사 후에도 10분 정도 집 주변을 걸어보는 건 어떨까요? 10분씩 서너 번만 걸어도 하루 목표 운동량을 쉽게 달성할 수 있습니다. 바빠서 운동할 시간이 없다고 포기하지 말고 내일부터 당장 10분 운동을 시작해 보세요.

## 작동흥분 이론

저녁에 집에 들어오면 '오늘은 꼭 운동해야 하는데'라고 생각은 하지만 왠지 몸은 천근만근. '오늘따라 밤 날씨도 쌀쌀한데 괜히 나갔다가 감기라도 걸리면 큰일인데. 에이, 오늘까지 쉬고 내일부터 운동하지 뭐.' 이런 경우 종종 경험하시죠.

우리는 오늘 해야 할 일을 내일로 미루는 경우가 많은데요. 의욕이 없어서 일을 시작 못한다고 생각하지만 실은 시작을 하지 않기 때문에 의욕이 생기지 않는다고 합니다. 어떤 일을 일단 시작하면 뇌의 특정 부위가 흥분하기 시작해 더욱더 그 일에 몰두할 수 있도록 만들어 준다고 합니다. 마치 자동차의 시동을 걸면 그 이후는 자동으로 움직이는 것처럼 우리의 몸과 마음도 일단 시동만 걸면 그 일을 계속하게 되는데 이러한 현상을 '작동 흥분 이론(Work Excitement Theory)'이라고 부릅니다. '시작이 반이다'라는 우리 옛 속담이 있는 걸 보면 우리 조상들은 이미 작동 흥분 이론에 대해서 감으로 알고 있었나 봅니다. 그러니까 몸이 찌뿌듯하고 기분이 안 좋아도 일단 운동화 끈 질끈 동여매고 밖에 나가서 걷기 운동을 바로 시작하세요. 일단 걷기 시작하면 기분이 좋아지면서 눈 깜짝할 새에 30분이 지나간답니다.

## 지하철에서 운동하기

대도시에 근무하는 직장인들 중에 지하철로 출퇴근하는 분들이 많습니다. 지하철을 타고 출퇴근하면서도 척추에 좋은 운동을 짬짬이 하고 척추관협착증도 예방할 수 있답니다.

지하철역에 내려갈 때는 계단을 이용하면 무릎과 척추에 무리가 올 수 있습니다. 되도록이면 에스컬레이터나 엘리베이터를 이용하세요.

지하철을 타면 자리에 앉지 말고 손잡이를 잡고 서서 가는 것이 좋습니다. 서 있을 때는 손잡이를 잡고 양발의 뒤꿈치를 살짝 들어보세요. 지하철이 역 사이를 달릴 때는 뒤꿈치를 들고 서 있습니다. 지하철이 역에 도착하여 승객들이 타고 내릴 때는 뒤꿈치를 내리고 쉽니다. 이런 식으로 반복하면 종아리, 허벅지 근육은 물론이고 척추기립근에도 건강한 자극을 전달하여 단련하는 효과를 얻을 수 있습니다. 지하철을 환승할 때는 무빙워크를 이용하지 말고 그냥 뚜벅뚜벅 걷도록 하세요. 지하철역에서 나올 때는 에스컬레이터를 이용하지 말고 계단을 걸어서 올라오는 것으로 지하철 운동을 마무리합니다. 매일 출퇴근 시에 계속 반복하면 상당한 운동 효과를 얻을 수 있답니다.

# 척추관협착증 진단

## 초기 증상

척추관협착증은 두꺼워진 척추뼈가 척추신경을 서서히 누르는 병입니다. 척추관협착증은 시간이 경과할수록 병이 점점 더 심해지기 때문에 초기에 진단하는 것이 매우 중요합니다. 초기에 진단하면 적극적인 치료와 척추 근육 강화 운동을 시행하여 척추관협착증이 진행하는 것을 막을 수 있습니다. 척추관협착증을 초기에 발견하면 약 복용, 물리치료, 그리고 신경주사치료와 같은 보존치료를 시행하여 통증을 호전시킬 수 있습니다. 이런 치료에도 잘 낫지 않으면 신경성형술과 같은 비수술치료, 즉 시술을 시행하여 좋은 효과를 보기도 합니다. 척추관협착증이 심한 상태에서 발견되면 비수술치료는 효과가 거의 없기 때문에 결국 수술을 받아야 합니다. 따라서 척추관협착증은 초기에 의심하고 발견하는 것이 수술을 피하는 가장 좋은 방법이라 하겠습니다. 그렇다면 척추관협착증 초기증상에는 어떤 것들이 있을까요?

1) 앉아있거나 누우면 통증이 없습니다.

2) 오래 걸으면 허리, 엉덩이, 그리고 다리에 뻐근한 통증, 당김, 또는 쏟아짐을 느낍니다.

3) 통증을 느낄 때 잠시 걸음을 멈추고 앉으면 바로 통증이 좋아집니다.

4) 오래 서 있으면 허리, 엉덩이, 그리고 다리에 통증을 느끼고 앉으면 바로 좋아집니다.

5) 오래 걷거나 서 있으면 발바닥, 발등, 또는 발가락에 저림을 느낍니다.

6) 예전과 달리 소변을 자주 봅니다. 소변을 보고 나도 시원하지 않습니다.

위와 같은 증상을 느낀다면 혹시 나에게 척추관협착증이란 병이 생긴 건 아닌지 의심해봐야 합니다. 척추 전문의를 찾아가서 진료를 보고 필요하다면 정밀검사를 받아보세요. 다시 한 번 더 강조하지만, 척추관협착증은 반드시 초기에 진단해야 수술을 피할 수 있습니다.

## 영상의학 검사

척추관협착증의 초기 증상이 의심되면 영상의학 검사를 시행해서 진단하게 됩니다. 영상의학 검사란 엑스레이, 엠알아이(MRI), 또는 시티(CT)와 같이 척추에 사진을 찍는 검사를 의미합니다. 엑스레이는 척추뼈의 겉모양을 확인하는 가장 기초적인 검사입니다. 엑스레이만 가지고는 척추뼈의 속을 봐야 알 수 있는 척추관협착증을 정확하게 진단할 수 없습니다. 간혹 엑스레이만 찍고서 척추관협착증이라고 진단하는 경우가 있습니다. 이는 '증상을 들어보니 척추관협착증이 강력하게 의심됩니다.'라는 의미이지 정확한 진단은 아니랍니다. 척추관협착증을 정확하게 진단하지도 못하는데 왜 병원에 가면 엑스레이는 빠지지 않고 주구장창 찍어댈까요? 이런 의문이 생기시죠? 엑스레이는 비록 척추관협착증을 정확하게 진단하지 못하지만 '척추뼈가 휘었는지, 측만증이나 후만증은 없는지, 골반은 틀어졌는지, 허리디스크 공간이 좁아지지 않았는지, 척추 골절이 생기지 않았는지, 척추전방전위증은 없는지, 척추불안정증이 동반되지 않았는지'와 같은 여러분의 척추 상태에 대한 많은 유용한 정보를 제공합니다. 그래서 엑스레이는 가장 기본적인, 척추 질환을 진단할 때 반드시 제일 먼저 시행해야 하는 검사인 것이죠.

척추관협착증의 확진은 척추뼈 속을 들여다볼 수 있는 검사, 즉 MRI나 CT 검사를 해야 가능합니다. 그러면 MRI와 CT 중에 어떤 검사가 더 정확한지 궁금하시죠? 당연히 MRI가 CT보다 더 정확하게 척추관협착증을 진단합니다. 그런데 MRI는 고가의 검사이다 보니 비용적인 측면을 고려하지 않을 수 없습니다. 비용적인 부분이 부담스럽다면 국민건강보험이 적용되는 CT 검사를 시행해도 척추관협착증을 진단할 수 있습니다. CT 검사 결과에 따라서 치료를 해도 통증이 좋아지지 않거나 통증이 심해서 수술이 필요한 상황이라면 반드시 MRI 검사를 다시 시행하는 것이 좋습니다. 그렇다면 CT 검사는 비용이 싼 것 외에 다른 효용가치가 없는 검사인가라고 생각하기 쉬운데요. 그렇지는 않습니다. CT 검사는 MRI 검사보다 척추 내부에 석회화된 부분이나 가스가 찬 부분을 더 잘 찾아내는 큰 장점이 있습니다. 결국 MRI와 CT 검사는 서로 우월을 따지기보다는 상호보완적인 검사라고 생각하는 것이 맞습니다. 그래서 누 원장은 MRI 검사와 CT 검사를 동시에 시행하여 혹시라도 병을 놓치는 일이 없도록 만전을 기한 후에 척추관협착증 수술을 시행합니다.

## 엠알 마이엘로 검사

척추관협착증의 진단과 치료를 위해 엠알 마이엘로 검사(MR myelogram)를 시행합니다. 엠알 마이엘로 검사는 MRI 찍을 때와 똑같은 방식으로 통속에 누워서 사진을 찍는 영상의학 검사입니다. 그래서 엠알 마이엘로 검사를 MRI 검사로 오해하기도 합니다. 'MRI를 이미 찍었는데 왜 또다시 MRI를 찍냐'며 항의하는 분도 간혹 있습니다. 자세히 알아보면 엠알 마이엘로 검사는 MRI와는 완전히 다른 검사랍니다. MRI를 찍으면 척추뼈, 신경, 디스크, 근육

그리고 인대와 같은 척추의 모든 조직이 사진에 나타납니다. 그런데 우리가 관심을 가지는 부분은 결국 척추신경이 얼마나 심하게 눌려 있나 하는 것이거든요. 그래서 MRI 사진에서 척추뼈, 디스크, 근육, 그리고 인대와 같은 부분은 다 지우개로 지워버리고 신경만 뽑아내서 보는 검사가 바로 엠알 마이엘로 검사입니다.

엠알 마이엘로 검사는 두 가지 중요한 역할을 합니다. 첫째, 척추관협착증의 수술 범위 결정에 큰 도움이 됩니다. 척추관협착증이 여러 부위에 생겼을 때 어느 부위는 심하니까 꼭 수술해야 하고 어떤 부위는 경미하니까 수술하지 않아도 되는지를 엠알 마이엘로 검사로 결정할 수 있습니다. 여러 군데 병이 있으면 수술하는 김에 다 해버리면 되지 무얼 고민해? 이렇게 생각하기 쉬운데요. MRI에서 병이 보이는 부위를 전부 다 수술해버리면 척추가 남아나는 것이 없겠죠? 병이 심해서 도저히 비수술치료로는 해결되지 않는 부위만 수술로 고쳐야 합니다. 나머지 경미한 부위는 보존치료와 운동을 통해 자연치유를 유도하는 것이 가장 바람직한 척추 치료의 원칙이랍니다. 둘째, 엠알 마이엘로 검사는 신경공 협착증이나 외측 함요 협착증이 진단에 매우 유용한 검사입니다. 척추관협착증 중에 신경공 협착증이라는 병이 있습니다. 일반적인 척추관협착증과 달리 신경공 협착증은 MRI나 CT 검사를 해도 진단이 어려운 경우가 많습니다. 신경공 협착증이 통증의 주된 원인이었는데 이를 진단하지 못해 엉뚱한 다른 부위에 치료를 받거나 심지어 수술을 받는 경우도 간혹 있습니다. MRI, CT와 엠알 마이엘로 검사를 종합해서 판독하면 신경공 협착증을 놓치지 않고 쉽게 진단할 수 있습니다. 외측함요 협착증도 신경공 협착증처럼 MRI를 찍어도 진단하기 힘든 병입니다. 엠알 마이엘로 검사를 추가로 시행하면 외측함요 협착증도 정확하게 진단할 수 있습니다. 정확한 진단이 되어야 최선의 치료가 가능하고, 최선의 치료를 받아야 최상의 결과가 나오겠죠. 이처럼 엠알 마이엘로 검사는 척추관협착증의 진단과 치료에 결정적인 역할을 합니다. 그래서 누 원장은 척추관협착증을 수술하기 전에는 반드시 엠알 마이엘로 검사를 추가로 시행하고 있습니다.

## Case 1

40대 A 씨. 오른쪽 골반, 허벅지, 그리고 종아리 뒤로 내려오는 심한 통증으로 3년간 고생하셨습니다. 그동안 신경성형술을 두 번이나 받았고 신경주사치료는 세기도 힘들 만큼 많이 받았습니다. 하지만 통증은 전혀 좋아지지 않았습니다. 다리가 당기고, 속에서

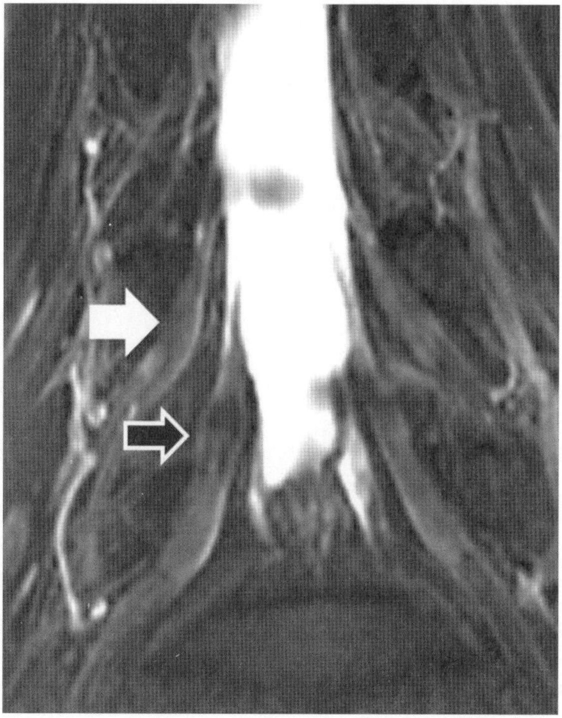

엠알 마이엘로 검사

하얀색 화살표가 정상 척추신경 가지이고 검은색 화살표가 외측함요 협착증에 눌린 척추신경 가지입니다. MRI로도 진단되지 않던 병을 엠알 마이엘로 검사를 추가로 시행하여 정확하게 진단할 수 있었습니다.

뭔가 꿈틀거리는 느낌, 칼로 긋는 느낌이 지속되었습니다. 특히 서 있을 때 통증이 제일 심합니다. MRI 소견은 별로 심하지 않다고 들었는데 정작 본인은 너무 아프다고 하소연합니다. 누 원장이 MRI를 다시 판독했습니다. 외측함요 협착증(lateral recess stenosis)에 의해 척추신경의 가지(root)가 눌려있기 때문이라고 의심됩니다. 하지만 MRI 소견은 누 원장이 보기에도 역시 애매합니다. 척추신경 가지가 두꺼운 뼈에 눌리는지를 정확하게 확인하기 위해 엠알 마이엘로 검사를 시행했습니다. 엠알 마이엘로 검사를 판독해보니 역시 외측함요 협착증에 의해 척추신경 가지가 심하게 눌려 있었습니다.

외측함요 협착증에 근본적인 치료인 최소침습 신경감압수술을 시행하였습니다. 수술 소견을 보니 예상한 대로 외측함요 협착증에 의해 척추신경 가지가 매우 심하게 눌려 있었습니다. 외측함요 협착증을 정확하게 진단하지 못하니까, 근본적인 치료인 수술로 고쳐야 하는 병을 효과 없는 시술과 주사치료만 하며 3년간 끌어온 것이죠. 수술 후 한 달이 지나니 환자분을 괴롭히던 다리 통증은 다 사라졌습니다. 척추관협착증 치료, 정확한 진단이 가장 중요합니다.

## 전척추 MRI 검사

척추관협착증으로 수술이 필요한 경우, 허리 MRI를 이미 찍었다고 하더라도 누 원장은 수술 전에 꼭 전척추(whole spine) MRI 검사를 추가로 처방합니다. 전척추 MRI는 허리부터 등과 목까지, 영상 한 장에 척추 전체가 나오도록 찍습니다. 혹시 등이나 목에 병이 숨어있지는 않은지 확인하는 검사입니다. 벌써 눈치 채셨는지 모르겠지만 '누 원장의 척추관협착증 해법' 책에서는 허리에 생긴 척추관협착증만 다루고 있습니다. 목이나 등에도 척추관협착증이 생기지만 허리에 비해서는 드물기 때문이지요. 그런데 허리에 척추관협착증이 아주 심해서 수술받는 분들을 자세히 살펴보면 목이나 등에도 병이 동반된 경우가 종종 있답니다. 허리와 등, 두 부위에서 척추관협착증이 동시에 신경을 누르고 있는데 허리 MRI만 보고 허리만 수술한다면? 수술 후에도 완전히 좋아지지 않거나 오히려 통증이 더 심해지겠죠. 뒤늦게 등에 병을 발견해서 다시 수술을 받아야 할 수도 있습니다. 허리 수술하느라 고생했는데 제대로 낫지도 않고 알고 보니 등에 병을 놓쳐서 2차 수술을 또 받아야 한다면? 환자분의 몸과 마음의 고통은 이루 말로 표현하기 힘들 것입니다. 그래서 누 원장은 허리 척추관협착증을 수술하기 전에 반드시 전척추 MRI 검사를 시행합니다. 등이나 목에 다른 병이 숨어있지는 않는지 철저하게 확인한 후에 수술을 진행한답니다.

## Case 2

5분도 걷기 힘들고 다리에 힘이 없다고 호소하는 A 씨. 허리 4-5번 척추관협착증 진단 후 수술을 피하고 싶어 시술과 통증치료를 꽤나 많이 받았다고 합니다. 치료를 아무리 해도 효과가 없고 요즘 들어 다리에 힘이 더 떨어집니다. 이제는 혼자 걷기도 힘들어서 누 원장을 찾아오셨습니다. MRI 검사 결과를 판독하니 허리 4-5번에 척추관협착증이 너무 심해서 정상 척추신경이 거의 보이지 않습니다. 척추관협착증이 너무 심하고 치료해도 전혀 효과가 없으니 이제는 수술을 받을 시기가 되었다고 설명 드렸습니다. A 씨도 고개를 끄덕하면서 수술하기로 결정했습니다. 수술 전에 전척추 MRI 검사를 시행하였더니 허리뿐만 아니라 등에도 심한 척추관협착증이 있는 것을 발견하였습니다. 다리에 힘이 빠지는 증상의 상당 부분이 등에 생긴 척추관협착증 때문이었는데 그동안 허리만 치료했던 것이죠. 등의 척추관협착증이 허리보다 더 심각한 상태였습니다. 그래서 등을 먼저 수술하고 환자분이 회복하면 2차로 허리를 수술하기로 계획을 수정하였습니다. 만약 누 원장이 전척추 MRI를 찍지 않고 허리 MRI 소견만 보고 수술을 진행했다면 어떤 일이 벌어졌을까요?

척추수술을 꼭 해야 한다면, 수술 전에 꼼꼼하게 여러가지 검사를 해서 확인하고 또 확인한 다음에 수술을 진행해야 합니다. 돌다리도 항상 두드려 보고 건너야 합니다. 그래야만 99%에 가까운 수술 성공률을 얻을 수 있답니다.

## 선제 대응

의사가 병을 진단하는 과정은 다음과 같습니다. 첫째 환자분이 어디가 언제부터 어떤 식으로 아팠는지 자세히 듣고 물어보는 병력 청취. 둘째 환자분의 아픈 곳을 직접 눈으로 보고 손으로 누르고 다리를 들어 올리거나 꺾고 해머로 무릎을 두드려 보고 청진기를 가슴에 대서 소리를 들어보기도 하는 이학적 검사. 셋째 주사기로 피를 뽑아서 시행하는 혈액 검사. 마지막으로 사진을 찍어보는 영상의학 검사. 이런 여러 가지 복잡한 과정을 거쳐서 병을 진단합니다. 옛날 옛적에는 제대로 된 혈액검사나 영상의학 검사가 없었기 때문에 의사는 병을 고치기 위해 병력 청취와 이학적 검사에 전적으로 의존해야 했습니다. 요즘은 첨단 의학 진단장비들이 개발되어 있어 각종 검사를 통해서 빠르고 쉽게 그리고 정확하게 병을 진단할 수 있습니다. 일례로 '청진기가 사라진다'라는 책을 저술한 미국의 저명한 심장전문의인 에릭 토폴 박사는 청진기를 사용하지 않은지가 벌써 2년이 넘었다고 합니다. 대신 청진기보다 훨씬 정확한 정보를 제공하는 '고해상도 휴대용 심초음파'를 사용해서 환자의 심장 상태를 일차적으로 평가한다고 합니다.

척추관협착증과 같은 척추질환의 진단에도 '청진기 대신 휴대용 심초음파 기기'를 사용하는 것과 같은 변화가 진행되고 있습니다. 예전에는 허리 엑스레이만 찍고 허리디스크니 척추관협착증이니 하며 진단을 했지만, 요즘은 MRI나 CT와 같은 정밀검사를 해서 척추의 내부를 속속들이 들여다보며 정확하게 진단하고 치료합니다. 척추관협착증은 반드시 초기에 진단해야 병이 심해지는 것을 예방하고 수술을 피할 수 있습니다. 척추관협착증은 초기에는 통증이 거의 없거나 경미한 경우가 대부분입니다. 허리와 다리에 심한 통증을 느껴서 병원을 찾으면 이미 병이 상당히 진행되어 있는 경우가 많습니다. 경미한 통증이나 불편함을 느낄 때 조금 빠르거나 조금 과하다 싶을 정도로 미리 MRI나 CT와 같은 정밀검사를 시행해서 척추관협착증을 진단하는 것이 안전합니다. 저는 이런 빠른 대처를 '선제 대응'이라고 부릅니다. 엑스레이만 찍고 시간을 끌다가 결국 병을 키워서 척추 수술에 이르게 되는 경우를 종종 목격하기 때문입니다.

## Case 3

50대 여자 A 씨. 며칠 전 화분을 들다가 허리를 뜨끔했습니다. 이후 예전에는 느끼지 못했던 허리 통증이 생겨서 없어지지 않아 누 원장을 찾아오셨습니다. 병력 청취와 이학적 검진을 해보니 척추에 문제가 생겼을 가능성이 높아 정밀검사 처방을 냈습니다. MRI 검사 결과 놀랍게도 급성 척추압박골절, 척추전방전위증, 그리고 허리디스크 탈출증이 진단되었습니다. 허리 5군데 중에 3부위에 병이 발견된 것이죠. 만약 갑작스러운 허리 통증을 대수롭지 않게 생각하고 방치해둔다면 어떤 일이 생길까요? 첫째 척추압박골절에 대한 치료가 제대로 이루어지지 않아 결국 골절 부위에 척추성형시술을 받게 됩니다. 둘째 척추전방전위증이 더 심해져서 결국 척추유합수술을 받을 가능성이 높습니다. 셋째 허리디스크가 제대로 관리되지 않아 결국 파열되어 수술을 받을 수 있습니다. 환자분은 조기에 정밀검사를 시행하는 선제 대응을 해서 병을 미리 발견했기 때문에 적절하게 치료하고 관리 할 수 있습니다. 결국 시술이나 수술을 하지 않고 치료로 나을 가능성이 매우 높습니다. '괜히 MRI 찍고 나서 수술하자고 하면 어떻게 하지?' 이렇게 걱정할 수도 있습니다. 반면 'MRI를 찍고 병을 초기에 발견해서 치료하고 관리한 덕분에 수술을 피할 수 있어서 정말 다행이다.' 이렇게 긍정적으로 생각할 수도 있겠죠. 선제 대응할 것인가? 말 것인가? 독자 여러분의 판단은 어떠한가요?

# 척추관협착증 치료

## 치료 방법 결정

척추관협착증을 진단받았다면 어떻게 치료하는 것이 좋을까요? 척추관협착증은 초기에 발견하면 약을 복용하는 것만으로도 충분히 치료됩니다. 하지만 척추신경이 거의 보이지 않을 정도로 매우 심한 상태라면 수술 외에 다른 치료 방법이 없습니다. 약만 먹어도 나을 수 있는 사람이 필요 없는 수술을 받아서는 안 되겠습니다. 또한 반드시 수술이 필요한 사람이 효과도 없는 주사만 맞다가 수술의 적기를 놓치는 것도 피해야 하겠습니다. 내 몸 상태에 제일 적합한 맞춤치료를 받아야 최상의 치료 결과를 얻을 수 있겠죠. 내가 약만 먹어도 나을 수 있는 상태인지 아니면 수술이 꼭 필요한 상태인지를 독자 여러분이 판단하기는 사실 쉽지 않습니다. '어떤 치료가 나한테 가장 맞는 치료일까?' 이런 궁금증을 쉽게 해결할 수 있는 한 가지 팁(tip)을 누 원장이 알려드리겠습니다. 바로 '걸을 수 있는 시간' 입니다. 척추관협착증은 잘 걷지 못하는 병입니다. 따라서 보행 가능 시간, 즉 '얼마나 오랫동안 통증을 느끼지 않고 걸을 수 있는지'에 따라 척추관협착증의 치료 방법을 결정할 수 있습니다.

**1) 한 시간 이상 쉬지 않고 걸을 수 있다:** 약을 복용하고 걷기 운동을 열심히 하는 것만으로도 충분합니다.

**2) 30분 이상 걸으면 통증을 느끼지만 쉬지 않고 계속 걸을 수 있다:** 약 복용, 물리치료, 또는 신경주사치료 등의 치료를 먼저 시작합니다. 대부분 이런 비수술치료로 증상이 호전됩니다. 치료를 열심히 해도 증상이 좋아지지 않으면 다음 단계로 시술을 고려해 볼 수 있습니다.

**3) 20분에서 30분 정도 걸으면 통증이 심해서 쉬었다 가야 한다:** 수술적 치료를 우선으로 고려해야 하는 상태입니다. 당장 수술을 받기 힘든 상황이거나 또는 가급적 비수술치료를 먼저 해보고 싶다면

신경주사치료 또는 시술을 먼저 해볼 수 있습니다. 비수술치료를 해도 증상이 좋아지지 않으면 더 미루지 말고 수술을 받는 것이 좋습니다.

**4) 10분 정도 걸으면 아파서 쉬었다 간다:** 한두 달 내에 수술하는 것이 좋습니다.

**5) 채 5분도 못 걷는다:** 후유증이 남지 않으려면 가급적 빨리 수술해야 합니다.

보행 가능 시간에 따른 척추관협착증 치료 방법 결정에 대해 알아보았습니다. 정리하면, 30분 이상 쉬지 않고 걸을 수 있다면 비수술치료를 먼저 시작합니다. 통증이 심해서 30분도 채 걷지 못하고 쉬어야 한다면 척추관협착증이 상당히 심한 상태이기 때문에 수술적 치료를 고려하는 것이 좋습니다.

보행 가능 시간을 참고해서 일단 척추관협착증 치료에 대한 개략적인 감만 잡도록 하세요. 세부적인 치료 방법은 척추 전문의와 상담을 해서 최종적으로 결정하는 것이 가장 바람직합니다.

## Case 4

60대 A 씨. 계단에서 넘어진 후 허리와 꼬리뼈가 아파서 누 원장에게 진료 보러 오셨습니다. MRI 검사 결과를 보니 요추 4-5번에 척추관협착증이 매우 심합니다. 척추관협착증이 너무 심해서 척추신경이 거의 보이지 않을 정도입니다. MRI 결과만 생각하면 내일이라도 당장 수술을 해야 하는 상황입니다. 다행히도 환자분은 허리만 아플 뿐이지 걷는 데는 지장이 없다고 합니다. 얼마나 걸을 수 있냐고 물으니 '한 시간 정도 쉬지 않고 걸을 수 있다'고 하는군요. 척추관협착증 수술은 MRI 소견도 심하고 환자분의 증상도 심할 때, 즉 통증이 심하거나 잘 못 걸을 때, 시행하는 것이 가장 좋습니다. 환자분은 MRI 소견으로는 척추관협착증이 매우 심하지만 다행히 한 시간 이상 쉬지 않고 잘 걷습니다. 그래서 먼저 척추관협착증 치료 약을 복용하고 물리치료를 시행하도록 처방했습니다. 두 달 후에 내원하셨는데 허리 통증도 좋아졌고 여전히 잘 걸어 다닌다고 하시네요. 척추관협착증에 좋은 자세와 좋은 운동을 설명 드리고 조심해서 잘 관리하시도록 말씀드렸습니다.

### 약

누 원장은 척추관협착증 환자분 진료 후 먹는 약을 종종 처방합니다. 물론 약을 먹는다고 해서 두꺼워진 척추뼈가 없어지거나 하지는 않습니다. 약은 척추관협착증으로 인한 척추신경의 혈액순환 장애를 해소하고 척추신경의 부기를 가라앉혀 증상을 개선하는 치료 효과가 있습니다. 경미한 척추관협착증은 약을 먹는 것만으로도 증상이 개선되며 근본적인 치료가 됩니다. 심한 척추관협착증의 경우는 당연히 약만 먹는다고 낫지는 않습니다. 이때는 근본적인 치료 효과보다는 척추신경의 혈액순환을 도와주어 척추신경이 더 이상 상하지 않도록 예방하기 위해 약을 처방합니다. 척추관협착증에 사용하는 대표적인 약물에 대해서 간단하게 알아보겠습니다.

1) 리마프로스트: 리마프로스트(Limaprost)는 혈관을 확장하고 혈소판 응집을 방해하여 결과적으로 혈액 순환을 원활하게 도와주는 약물입니다. 국내에서는 처방되는 약 중에 '오팔몬'이 유명한 오리지널 리마프로스트 약제입니다. 척추관협착증은 척추신경에 혈액순환이 원활하지 않은 병입니다. 리마프로스트 약제는 척추신경에 혈액 순환이 개선되도록 도와 척추관협착증 증상이 좋아지고 또한 척추신경의 허혈성 손상을 예방해주는 효과가 있습니다.

2) NSAID: 흔히 소염제 또는 소염진통제라 부릅니다. 척추관협착증에

의해 자극되어 생긴 척추신경의 부종을 가라앉혀 주는 치료 약입니다. 흔히 진통제로 오해를 받기도 하지만 마약성 진통제 같은 강력한 진통제와는 다른 약입니다. 단순한 진통보다는 치료 효과, 즉 소염 작용이 더 우선되는 약입니다.

**3) 근육이완제:** 척추신경이 자극되거나 눌리면 그 신경이 지나가는 경로에 있는 허리, 엉덩이, 그리고 다리의 근육이 동시에 경직되고 굳습니다. 근육이완제는 경직되고 굳어있는 근육을 정상적인 상태로 회복시키는 치료 약입니다.

**4) 위장보호제:** 리마프로스트나 소염제는 소화불량, 속 쓰림과 같은 위장 장애를 간혹 유발하기 때문에 위장보호제를 같이 처방하여 이를 예방합니다.

약을 먹고 나서 척추관협착증 증상이 좋아지면 '이거 진통제 아니냐?'고 의심하는 분들이 간혹 있습니다. 설명 드린 것처럼 누 원장이 처방하는 약은 척추관협착증 치료제이기 때문에 걱정하지 않으셔도 됩니다. 누 원장은 약만 먹고 좋아지는 사람들이 가장 운 좋은 분들이라고 생각합니다. 약이 안 듣기 때문에 신경주사도 맞고,

시술도 하고, 결국에는 수술까지 가게 되는 것이니까요.

척추관협착증 약을 복용한 후 얼굴이 붓거나 속이 쓰리다면 일단 약을 중단하는 것이 좋습니다. 그리고 약을 계속 복용할 것인지 여부를 주치의에게 문의하도록 하세요.

## 신경주사치료

척추관협착증 초기에는 약 복용과 물리치료가 가장 기본적인 치료입니다. 하지만 척추관협착증으로 인한 통증이 약 복용과 물리치료만 가지고는 좋아지지 않는 경우가 많습니다. 이때 고려하게 되는 치료 방법이 바로 신경주사치료입니다. 신경주사치료는 엑스레이를 보면서 가는 바늘을 이용하여 척추관협착증 병소 주변에 직접 약물을 주입합니다. 이렇게 주입된 약물은 척추관협착증, 즉 두꺼워진 뼈에 눌리고 자극되어 퉁퉁 부어오른 척추신경의 붓기를 가라앉힙니다. 척추신경이 빠른 시일 안에 효과적으로 회복되도록 유도하는 것이지요. 신경주사치료를 받기 위해 굳이 병원에 입원할 필요는 없습니다. 대개 외래에서 치료를 시행합니다. 치료 후 잠시 안정했다가 바로 걸어서 집에 갈 수 있습니다. 신경주사치료는 통상적으로 일 주 간격으로 삼사 회 정도 시행하며 이후는 신경주사치료를 쉬는 휴지기(resting period)를 가져야 합니다. 신경주사치료는 특히 척추관협착증 초기에 잘 듣는 치료입니다. 치료 효과가 좋은 사람들은 주사를 한두 번만 맞으면 통증이 확연히 좋아지고 언제 아팠냐는 듯이 잘 걸어 다닙니다. 하지만 척추관협착증이 심한 경우 신경주사치료의 효과는 매우 제한적입니다. 주사를 맞으면 일주일에서 한 달 정도 통증이 좋아졌다가 다시 처음처럼 아프기를 반복합니다. 주사를 맞아도 효과가 전혀 없거나 오히려 더 아플 수도 있습니다. 주사를 맞는다고 해서 척추신경을 누르고 있는 두꺼운 뼈가 근본적으로 없어지지 않기 때문이죠. 이 경우 '신경주사치료는 나한테는 더 이상 효과가 없구나'라고 판단해야 합니다. 그리고 시술이나 수술과 같은 근본적인 치료 방법에 대해 척추 전문의와 상담을 하는 것이 좋습니다. 효과도 없는 신경주사를 계속 맞으면 돈은 돈대로 들고 몸은 몸대로 고생하면서 적절한 치료 시기를 놓쳐 후유증만 남을 수 있기 때문입니다.

### 신경주사치료 부작용

척추관협착증이 매우 심한데도 효과도 없는 신경주사치료를 계속 받는 분들이 간혹 있습니다. 신경주사치료 약 중에는 스테로이드 성분이 일부 포함되어 있습니다. 스테로이드는 치고 빠지는 식으로 단기간만 사용하면 치료 효과가 매우 탁월합니다. 벌에 쏘여 갑자기 의식을 잃고 쇼크에 빠지는 아나필릭시스 쇼크 (anaphylactic shock)의 경우 스테로이드 주사를 사용하여 사람의 생명을 구하기도 합니다. 하지만 스테로이드를 계속해서 장기간 사용하면 고혈압, 당뇨, 골다공증, 쿠싱 증후군, 심지어 사망에 이를 수 있는 무서운 합병증이 생길 수 있어 주의를 요합니다. 일주일 간격으로 삼사 회 신경치료를 시행한 후 치료를 쉬는 휴지기를 가지는 이유가 이런 스테로이드 부작용을 피하기 위한 것입니다.

신경주사치료 직후에 갑자기 다리에 힘이 빠져서 걷지 못하는 경우가 간혹 있습니다. 이는 약물을 주입하는 위치에 따라 신경이 일시적으로 마취되었기 때문인데요. 이런 현상이 발생하면 환자분들이 깜짝 놀라서 충격을 받기도 합니다. 다행히도 서너 시간 누워서 안정을 취하면 마취가 자연히 풀리며 정상적으로 다리를 움직일 수 있기 때문에 안심하셔도 된답니다.

고열이 있거나 몸에 염증 기가 있는 경우(예를 들면 감기, 몸살, 인후염, 방광염 등등) 신경주사치료는 피하는 것이 좋습니다. 이렇게 몸의 컨디션이 나쁜 상태에서 신경주사치료를 하는 경우, 운이 나쁘면 척추에 염증이 생길 수 있기 때문입니다. 그래서 누 원장은 가급적 피검사를 시행해서 염증 수치가 정상인지를 확인한 후 신경주사치료를 시행합니다. 만약 염증 수치가 비정상적으로 상승되어 있다면 신경주사치료를 일이 주 정도 뒤로 연기합니다.

# 프롤로 치료

척추관협착증 환자분이 척추를 튼튼하게 만들기 위해서 프롤로 치료를 받는 건 어떨까요? 프롤로 치료는 인대강화주사라고도 불립니다. 척추의 뒤쪽 뼈와 뼈 사이의 인대에 생리식염수를 주입합니다. 주입된 생리 식염수가 염증 반응을 유발하고 그 결과 인대가 증식되어 척추가 튼튼해진다는 개념의 치료입니다. 그런데 누 원장 생각에 인대보다 더 중요한 것은 척추의 심부 근육입니다. 그중에서도 허리를 뒤로 젖히는 근육, 즉 척추신전근을 강화시키는 것이 가장 중요합니다. 척추신전근을 강화하는 여러 가지 운동 방법이 있지만, 대부분 척추관협착증 환자에게는 오히려 무리가 될 수 있습니다. 그래서 누 원장은 평지에서 빨리 걷기 또는 자전거 타기와 같은 저충격 유산소운동을 항상 권한답니다. 저충격 유산소운동은 척추에 무리를 주지 않으면서 효과적으로 신전근을 강화시켜 척추를 튼튼하게 만듭니다.

척추관협착증 초기라면 빨리 걷기나 자전거 타기를 하루에 30분 이상 매일 같이 열심히 하세요. 프롤로 치료나 그 어떤 다른 치료를 받는 것보다 훨씬 더 효과적으로 여러분의 척추를 튼튼하게 만들 수 있습니다.

### Case 5

60대 A 씨. 왼쪽 엉덩이와 다리에 심한 통증을 호소하며 누 원장을 찾아오셨습니다. MRI를 판독해 보니 요추 4-5번에 심한 척추관협착증이 척추신경을 누르고 있습니다. 척추신경이 너무 심하게 눌려서 거의 보이지 않을 정도입니다. A 씨는 일 분만 걸어도 다리가 아파서 쉬었다 가야 합니다. 소변도 왠지 시원하지 않고 자주 봅니다. 수술해야 한다는 이야기를 어디서 들었는데, 가급적 수술을 피하고 싶어서 지방에서 서울을 오가며 프롤로 치료를 받았다고 합니다. 치료를 다섯 번이나 했음에도 불구하고 통증이 전혀 좋아지지 않았습니다. 여전히 아프고 잘 걷지 못합니다. A 씨에게 현재 상태의 심각성과 수술의 필요성을 자세히 설명해 드렸습니다. 며칠 동안 고민하시더니 결국 수술하기로 결정하셔서 최소침습 신경감압수술을 시행했습니다.

프롤로 치료는 척추의 인대를 강화시켜주는 치료입니다. 따라서 인대의 이상에 기인한 만성 요통에는 효과가 있습니다. 하지만 심한 척추관협착증에는 A 씨의 사례처럼 치료 효과가 거의 없습니다. 따라서 척추관협착증이 심하다면 프롤로 치료를 받을 것이 아니라 척추신경이 상하기 전에 수술을 받는 것이 바람직합니다.

## 시술

**수술- 수술 기기를 사용, 인체 조직을 절개, 절단, 봉합하는 행위**

**시술- 절개와 절단 없이 하는 최소한의 의료행위**

척추에서 시술이라고 하면 절개하지 않고 가는 카테터나 내시경을 이용하여 치료하는 것을 말합니다. 전신마취하에 절개하고 시행하는 수술은 척추관협착증을 근본적으로 고칠 수 있는 치료방법입니다. 하지만 일이 주 정도 입원치료가 필요하고 한 달 내외로 회복 기간이 소요되며 드물게 합병증도 생길 수 있습니다. 시술은 절개하지 않고 부분마취하에 시행합니다. 시술 후 한두 시간만 지나면 바로 걸어 다닙니다. 시술 후 하루 이틀 안정하면 바로 일상생활에 복귀할 수 있어 척추 질환, 특히 허리디스크로 고생하는 환자분들이 선호하는 치료방법입니다. 심지어 허리디스크가 파열되었다고 하더라도 마비가 없고 환자분이 통증을 견디면, 누 원장도 수술보다는 시술을 먼저 시행합니다.

척추관협착증 치료에도 최근 다양한 비수술치료, 즉 시술 방법이 개발되어 사용되고 있습니다. 언급한 여러 가지 장점들에도 불구하고 시술로는 두꺼워진 척추뼈를 근본적으로 제거하지 못합니다. 그래서 허리디스크와 달리 척추관협착증 치료에 있어 시술의 역할은 제한적입니다. 그럼에도 불구하고 초기나 중간 단계의 척추관협착증에 시술을 잘만 사용하면 좋은 치료 결과를 얻을 수 있습니다. 척추관협착증에서 시술의 적응증과 흔히 사용되고 있는 시술 방법에 대해서 자세히 살펴보겠습니다.

1) 적응증

'비수술치료, 시술로 수술하지 않고도 척추질환을 쉽게 고칠 수 있다.' 요즘 공중파 방송이나 케이블 TV를 시청하다 보면 이런 내용의 건강 강좌를 자주 접하게 됩니다. 제가 책의 앞부분에서 척추관협착증과 허리디스크의 차이점을 비교해서 설명했는데 기억나시나요? 허리디스크는 허리뼈와 뼈 사이에서 쿠션 역할을 하고 있는 부드러운 연골이 탈출되어 신경을 누르는 병입니다. 허리디스크는 시술로 잘 치료해주면 탈출된 연골이 천천히 흡수되어 근본적으로 치료됩니다. 마치 공기가 가득 찬 풍선이 시간이 지나면서 공기가 빠져 쭈글쭈글해지는 것처럼. 그런데 척추관협착증은 딱딱한 뼈가 원인인 병입니다. 시술을 아무리 열심히 해도 뼈는 흡수되지 않습니다. 따라서 시술로 척추관협착증을 근본적으로 고치는 것은 개념상

불가능합니다.

그런 척추관협착증이지만 다음과 같은 경우에는 시술을 시행할 수 있습니다. 첫째, MRI 검사를 해 보았더니 척추관협착증 초기로 판명되었습니다. 그래서 약 복용, 물리치료, 그리고 주사치료를 열심히 했는데도 불구하고 통증이 좋아지지 않는다면 바로 위 단계 치료인 시술을 고려합니다. 초기 척추관협착증은 시술 후에 증상이 좋아져서 잘 지내는 경우가 종종 있습니다. 두 번째, 척추관협착증이 매우 심해서 반드시 수술을 해야 하는데 환자분이 70대 후반이나 80대이세요. 고령에 심장도 안 좋아서 전신마취나 척추마취하에 수술을 시행하는 것이 위험할 수 있습니다. 이런 경우에 근본적인 치료는 아니지만 통증을 완화시켜 환자분의 고통을 줄여줄 목적으로 시술을 시행하기도 합니다. 세 번째는 척추관협착증이 굉장히 심한데도 '나는 꼭 시술을 먼저 해보고 싶다'고 생각하는 분이 있습니다. 수술이 필요한 이유를 제가 설명하고 시술과 수술의 장단점에 대해서 충분히 설명 드렸지만, 꼭 시술을 먼저 원한다면 당연히 시술을 시행할 수 있습니다.

### 2) 경막외 신경성형술

척추관협착증에 시행하는 대표적인 비수술치료, 즉 시술이 바로 신경성형술입니다. 신경성형술은 '경막외 신경감압술, 신경박리술, 또는 PEN(percutaneous epidural neurolysis) 시술'이라고 부르기도 합니다. 척추관협착증으로 두꺼워진 뼈가 척추신경을 압박하고 누르면 척추신경이 화나고 부어오릅니다. 예를 들어 날카로운 물건에 손등을 긁혔다고 생각해봅시다. 처음에는 긁힌 부위가 따가우며 벌겋게 화나고 붓습니다. 시간이 지나면서 부기가 자연히 가라앉아 낫게 됩니다. 손등이 긁히는 것과 같은 한 번의 자극, 즉 일회성 자극은 우리 몸이 이렇게 자연 치유합니다. 하지만 척추관협착증처럼 척추신경이 24시간 내내 계속해서 자극을 받는다면 신경의 붓기가 자연히 가라앉기는 힘들겠죠. 또한 척추신경이 오랫동안 화나고 부어있으면 신경 주변으로 유착(조직과 조직이 서로 들러붙는 현상)이 발생합니다.

신경성형술은 척추신경의 붓기를 가라앉히고 신경 주변의 유착을 박리(서로 들러붙은 조직들을 떼어 내는 것)하는 비수술치료입니다. 누 원장은 신경주사치료를 해도 증상이 좋아지지 않는 경우에 신경성형술을 시행합니다. 척추관협착증에 의한 통증이나 파행성 보행이 심한 경우에는 신경주사치료를 하지 않고 바로 신경성형술을 시행하기도 합니다. 신경성형술은 엎드린 상태에서 꼬리뼈에 부분 마취를 하고 시행합니다. 꼬리뼈 끝부분에는 척추관 내부로 통하는 작은 구멍이 숨어있습니다. 엑스레이 투시 영상을 보면서 이 구멍을 통해 가는 카테터(관)을 삽입하면 곧바로 척추관협착증 환부에 도달할 수 있습니다. 척추신경의 붓기를 가라앉히고 척추신경 주변의 유착을 박리한 후 시술을 마칩니다. 시술 시간은 대개 15분 전후 소요되며 시술 후 한 시간 안정하고 나서 바로 활동할 수 있습니다. 입원 기간은 일박이일이면 충분한데요. 시술 당일 바로 퇴원하시는 분들도 종종 있습니다. 초기 척추관협착증의 경우 시술 성공률은 80~90% 전후입니다. 신경성형술을 했는데도 심한 통증이 지속된다면 '비수술치료가 더 이상 효과가 없다'고 판단하고 척추관협착증 수술을 고민해야 합니다. 척추관협착증이 심한 경우에 신경성형술은 근본적인 치료가 되지 못합니다. 이미 언급한 것처럼 시술로는 두꺼운 척추뼈를 근본적으로 제거할 수 없기 때문입니다.

### 3) 척추풍선확장술

척추풍선확장술은 꼬리뼈를 통해 풍선이 내장된 특수한 기대디를 척추관 내부로 삽입합니다. 카테터가 척추관협착증 부위에 도달하면 풍선을 부풀려 좁아진 부위를 넓혀주는 시술입니다. 기존의 신경성형술에 풍선을 추가한 치료방법입니다. 척추신경의 유착을 더 효과적으로 박리하고 척추관협착증으로 좁아진 부위를 넓혀주는 효과까지 있습니다. 꼬리뼈 부위만 부분마취하고 시행하며 시술 시간은 대개 30분 정도 소요됩니다. 한두 시간 안정한 후 바로 정상적인 활동을 할 수 있습니다. 초기 척추관협착증에서 시술 성공률은 80~90% 전후입니다.

풍선으로 좁아진 부분을 넓히는 시술이니까 풍선확장술로 척추관협착증을 근본적으로 치료할 수 있겠네요? 이렇게 생각할 수도 있겠지요. 한 번 상식적으로 생각해 봅시다. 딱딱한 뼈가 두꺼워져서 척추관이 좁아졌는데 그 안에 풍선을 넣고 부풀리면 두꺼운 뼈가 얇아지고 척추관도 넓어질까요? '계란으로 바위 치기'란 속담 아시죠? 누 원장의 표현을 빌면 '풍선으로 척추뼈 치기?'입니다. 여기서 풍선으로 넓히고 확장시킨다는 의미는 초기 척추관협착증 때 해당되는 내용입니다. 역시 심한 척추관협착증은 아무리 풍선으로 넓히려 해도 호락호락 쉽게 넓어지지 않는답니다.

### 4) 꼬리뼈내시경레이저시술

꼬리뼈내시경레이저시술(SELD, sacral epiduroscopic laser decompression)도 꼬리뼈를 통해서 특수 내시경과 레이저가 부착된 카테터를 삽입합니다. 환부에 카테터가 도달하면 내시경으로 환부를 관찰하면서 레이저를 이용하여 유착을 박리하고 탈출된 디스크를 축소시키거나 제거하기도 합니다.

꼬리뼈내시경레이저시술은 허리디스크 탈출증에 주로 사용하는 시술 방법이며 척추관협착증에서의 효과는 상당히 제한적입니다. 레이저를 사용하면 유착을 더 효과적으로 박리할 수 있고 일부 탈출된 디스크도 제거할 수 있습니다. 하지만 아무리 레이저를 사용하더라도 척추뼈를 근본적으로 제거하는 것은 매우 어렵고 실제로는 거의 불가능합니다. 꼬리뼈내시경레이저시술은 신경성형술이나 풍선확장술에 비해 고가의 시술입니다. 때문에 가성비를 고려한다면 척추관협착증에 누 원장은 꼬리뼈내시경레이저시술보다는 신경성형술이나 풍선확장술을 추천합니다.

### 5) 고주파수핵감압술

척추관협착증이 심해서 수술을 받아야 하는 분인데 '어떻게든 수술은 피하고 싶으니 고주파수핵감압술로 고칠 수 없는지' 물어보십니다. 그런데, 고주파수핵감압술은 척추관협착증이 아니라 허리디스크, 즉 디스크 탈출증에 사용하는 시술 방법입니다. 탈출된 디스크 내부(수핵)에 가는 고주파 기구를 삽입한 후 고주파 열을 가하여 디스크가 흡수되게 유도(감압)하는 시술입니다. 그러니까 시술 이름만 살펴봐도 태생적으로 허리디스크를 치료하기 위해서 만들어진 시술이지 척추관협착증을 치료할 목적으로 만든 시술이 아니라는 것이지요. 디스크는 말랑말랑한 연골이라 고주파를 이용해 잘만 치료하면 흡수됩니다. 반면 척추관협착증은 두꺼워진 뼈가 신경을 누르는 병인데, 아무리 고주파치료를 해도 딱딱한 뼈는 흡수되지 않습니다.

척추관협착증에 고주파수핵감압술과 신경성형술을 동시에 받고 나서 통증이 좋아지기도 하는데, 이는 고주파보다는 신경성형술의 효과입니다. 하지만 심한 척추관협착증은 시술 후 좋아졌다 하더라도 2-3개월 내에 다시 재발하는 경우가 대부분입니다. 두꺼워진 뼈가 이런 종류의 시술로는 전혀 없어지지 않기 때문입니다. 결론적으로 척추관협착증에 고주파수핵감압술은 근본적인 치료 효과가 거의 없다고 생각합니다.

척추관협착증은 초기일 때 특히 시술이 효과적입니다. 30분 이상 걸으면 통증을 느끼지만 쉬지 않고 계속 걸을 수 있는 경우가 가장 좋은 적응증입니다. 20분에서 30분 정도 걸으면 통증이 심해서 쉬었다 가야 하는 경우도 시술을 시행해 볼 수 있습니다. 하지만 치료 효과는 30분 이상 걸을 수 있는 경우에 비해 떨어집니다. 척추관협착증 시술 방법 중에서 누 원장은 경막외 신경성형술(PEN 시술)과 척추풍선확장술을 추천합니다. 꼬리뼈내시경레이저시술이나 고주파수핵감압술은 척추관협착증 치료에 효용성이 떨어지기 때문입니다.

### 6) 시술 후 관리

#### a) 시술 부위 관리

꼬리뼈 쪽, 허리에 2~3mm 정도의 절개 부분이 있습니다.

실밥은 없으며 상처 소독 필요하지 않습니다.

특수 테이프 및 밴드는 3일 후에 떼어내세요.

일주일 정도는 꼬리뼈 상처 부위에 변이 묻지 않도록 주의하세요. 치료 부위가 항문과 가까우므로 1주일 정도 변이 묻지 않도록 앞으로 닦으세요. 묻었을 경우 상처 소독 필요합니다.

꼬리뼈 주변은 핫팩, 전기장판, 침, 뜸, 부황 등은 2주 동안 피하세요.

허리 물리치료는 시행해도 됩니다.
절개 부위는 항상 건조하게 유지하고 상처에 문제가 있을 경우(삼출물, 부종, 발적, 상처 주위의 열감 및 압통, 농(진물), 상처가 벌어지는 등의 이상 소견)에는 신속히 병원으로 연락하시기 바랍니다.
샤워는 3일 이후 가능합니다. 통 목욕은 1개월 후 가능합니다.

b) 시술 후 관리

허리에 무리가 가지 않도록 하루 정도 안정을 취합니다.
물리치료는 연고지에서 주 3회 이상 받으시는 것이 좋습니다.
1개월 동안 무리한 활동 및 운동은 피하는 것이 좋습니다.
무거운 물건 들기, 오래 앉아 있는 자세는 허리에 무리가 가는 자세입니다.
통증 호전 후 운동으로 허리 근력을 단련시켜야 치료 효과가 좋고, 재발 가능성도 훨씬 낮아집니다.
(무리하지 않는 범위에서) 걷기 운동이 가장 좋습니다.

### 7) 시술 합병증

모든 시술이나 수술은 드물지만 합병증이나 후유증이 생길 수 있습니다. 교과서적으로는 시술 후에 합병증 발생이 가능하다고 하나

실제로는 잘 생기지 않는 안전한 치료 방법입니다. 합병증보다 더 중요한 건 시술 성공률인데요. 초기 척추관협착증의 시술 성공률은 통상 80~90% 전후입니다. 시술 후에도 통증이 좋아지지 않고 자꾸만 더 심해진다면 근본적인 치료인 수술을 고려해야 합니다. 경피적 신경성형술이나 척추풍선확장술 후 발생 가능한 합병증에 대해서 알아보겠습니다.

a) 염증: 시술 후 매우 드물게 염증이 생길 수 있습니다. 시술 도중 세균이 척추에 침입하여 염증이 생기면 심한 통증과 고열로 고생하게 되는데요. 한 달 이상 항생제 주사를 맞고 입원치료를 해야 합니다. 이런 이유로 시술 전후로 반드시 항생제를 처방하며 무균 수술실에서 깨끗하게 시술 부위를 소독한 후 시술을 시행합니다. 다행히도 절개하는 수술이 아니기 때문에 시술 후에 염증이 생기는 경우는 매우 드뭅니다.

b) 출혈: 모든 시술은 시술 부위에 출혈이 발생할 수 있습니다. 피가 고여 혈종(피떡)이 생기면 이것이 신경을 눌러서 갑자기 극심한 통증과 마비가 발생할 수 있는데요. 혈종이 발생하면 전신마취하에 절개하는 응급수술을 요할 수 있습니다. 신경성형술은 절개하고

하는 수술이 아니기 때문에 출혈이 거의 없고 혈종이 생기는 경우도 매우 드물답니다.

c) 신경 손상: 척추신경 사이로 가는 카테터을 삽입하여 시술을 시행하기 때문에 시술 도중 신경손상이 발생할 가능성이 드물게 있습니다. 국소마취하에 환자분의 반응을 직접 관찰하면서 매우 조심스럽게 시술을 진행하기 때문에 실제로는 그런 일은 거의 일어나지 않습니다.

d) 실패: 신경성형술이나 풍선확장술은 꼬리뼈에 숨어있는 구멍을 통해서 척추신경 사이로 관을 삽입하여 시행합니다. 드물게 선천적으로 꼬리뼈의 구멍이 매우 좁거나 막혀있는 경우가 있는데, 이런 경우 신경 사이로 관을 삽입할 수 없어 시술을 중단해야 하는 경우가 간혹 발생하기도 합니다.

e) 재발: 시술은 재발을 잘한다고 얘기하는 분들이 계시는데요. 시술에서 중요한 포인트는 '시술하고 좋아져서 수술을 피하느냐 아니면 시술 후에도 계속 아파서 수술을 해야 하나' 하는 겁니다. 따라서 재발이라는 표현은 시술에 잘 맞지 않습니다. '시술 성공률'이라는

표현이 더 적절해 보입니다. 척추관협착증 수술을 피하고 싶어서 시술을 받는 경우가 대부분입니다. 초기 척추관협착증의 경우 시술 성공률은 대개 80~90% 정도입니다. 즉 100명이 시술을 받으면 80명은 좋아져서 수술을 피하지만 10~20명은 시술 후에도 좋아지지 않아서 결국 수술을 받아야 한다는 이야기입니다. 100%는 아니지만 그래도 시술 후 수술을 피하는 사람이 훨씬 많으므로 충분히 시행해 볼 가치가 있겠지요. 시술 후에도 통증이 좋아지지 않는다면? 비수술치료의 가장 마지막 단계인 시술을 이미 시행했기 때문에 이제는 근본적인 치료인 수술을 고민해야 합니다.

## 신경감압수술

### 1) 수술이 꼭 필요한 경우

척추관협착증을 비수술치료로 다 고치면 얼마나 좋겠습니까? 하지만 이미 여러 번 언급한 것처럼 심한 척추관협착증은 수술을 해야만 근본적으로 고칠 수 있습니다. 앞서 통증 때문에 30분 이상 걷기 힘들다면 수술을 고려해야 한다고 설명했습니다. 척추관협착증이 심해서 수술이 꼭 필요한 경우를 자세히 살펴보겠습니다.

a) 5~10분 만 걸어도 엉덩이가 쏟아질 것처럼 아프고 다리도 터질 것처럼 아프다. 잠시 쉬면 좋아지지만 다시 조금 걸으면 심하게 아프다.

b) 싱크대에 설거지하려고 서 있는데 통증이 심해서 5~10분도 서 있기 힘들다. 5~10분 정도 서 있으면 엉덩이가 빠질 것 같고 다리도 저리고 아프다.

c) 양 발바닥, 발등이 심하게 저린다. 걸을 때 발바닥에 뭔가 한 꺼풀 대 놓은 것 같다. 스펀지나 자갈을 밟는 느낌이 난다.

d) 소변이 시원하지 않고, 소변을 자주 보며, 보고 나도 뭔가 남은 것 같다.

e) 걸으면 성기, 항문, 엉덩이 부분에 감각이 둔해진다. 조금 쉬면 감각이 다시 돌아온다.

f) 척추관협착증 진단 후 신경주사치료를 3-4회 이상 받아도 차도가 없다. 또는 시술을 받았는데도 똑같다.

## 수술 미뤄도 괜찮을까요?

Q

척추관협착증이 매우 심해서 빠른 수술이 필요하다고 진단받았습니다. 현재 수술을 받을 상황이 아니라 약물 복용과 주사치료를 하면서 수술을 뒤로 미루려고 합니다. 수술을 미뤄도 괜찮을까요?

A

수술이 필요한 상태라고 진단받으면 어떻게든 수술을 뒤로 미루고 싶은 것이 사람의 마음이지요. 인지상정입니다. 하지만 척추관협착증이 심해서 수술이 필요하다고 진단받았다면 가급적 빨리 수술을 하는 것이 좋습니다. 왜 그럴까요?

심한 척추관협착증도 신경주사치료를 받고 약을 복용하면 당장 심한 통증이 개선되기도 합니다. 하지만 어디까지나 일시적인 진통과 마취 효과입니다. 두꺼워진 척추뼈가 척추신경을 누르는 상황은 근본적으로 해결되지 않습니다. 한 달, 두 달, 육 개월, 일 년, 이 년. 시간이 흐를수록 척추뼈가 더 자라 두꺼워지면서 척추신경을 차츰 더 심하게 누릅니다. 주사치료 후 처음 몇 달은 좋았는데 주사 효과가 떨어지니 오히려 더 심하게 아파서 결국은 수술을 하게 되는 것이죠. 근본적인 치료를 하지 않고 방치해두면 시간이 흐를수록 척추신경은 멍이 들고 상하게 됩니다. 게다가 한 번 상한 척추신경은 회복이 잘 안 됩니다. 따라서 병을 키워 뒤늦게 수술을 받으면, 이미 척추신경이 일부분 상해버렸기 때문에 수술 후에도 100% 회복되지 않고 후유증이 남습니다. 척추관협착증은 다리로 가는 신경뿐만 아니라 방광을 조절하는 신경도 동시에 압박합니다. 그래서 수술을 장기간 미루는 경우 방광 기능의 장애가 발생합니다. 소변을 자주 보고, 봐도 시원하지 않고, 자다가도 일어나서 소변을 보러 다닙니다. 척추관협착증으로 소변 장애가 심하게 진행된 후에 뒤늦게 수술하면 수술 후에도 소변 기능이 잘 회복되지 않습니다. 그래서 심한 척추관협착증으로 수술을 권유받았다면 척추신경이 상하기 전에 가급적 빨리 수술을 받는 것이 좋습니다.

## 시술로 정말 안 될까요?

TV 건강 강좌, 신문기사, 그리고 인터넷 블로그의 글을 읽으면 심한 척추관협착증도 얼마든지 수술하지 않고 시술로 고칠 수 있다고 오해하기 쉽습니다. 시술은 대개 국소마취하에 절개하지 않고 가는 바늘과 관(카테터)을 이용하여 치료합니다. 시술 시간도 10분에서 30분 내외로 짧고 시술 직후 바로 보행과 일상생활이 가능합니다. 전신마취를 하고 절개해야 하며 회복에 상당한 시간이 소요되는 수술과 비교하면 당연히 시술을 선택하는 것이 나아 보입니다. 하지만 지금까지 개발된 어떠한 시술로도 심한 척추관협착증을 근본적으로 치료할 수는 없습니다. 이미 여러 번 언급한 바와 같이 시술로는 신경을 누르는 두꺼운 뼈를 근본적으로 제거할 수 없기 때문이지요.

수술을 피하고 싶어 시술을 받은 후 더 고생하다가 결국 수술을 받은 분의 사례를 소개합니다. 60대 A 씨. 두 달 전부터 오른쪽 골반과 다리에 심한 통증을 느꼈습니다. MRI 검사를 하고 척추관협착증 진단을 받았는데요. 이후 신경주사치료를 여섯 번이나 받았지만 전혀 차도가 없었습니다. 하지만 죽어도 수술은 하기 싫어 고민했습니다. 우연히 TV를 시청하다가 시술로 척추관협착증을 고치는 방송을 접합니다. '바로 이거다' 싶어서 당장 시술을 받으러 가셨습니다. 시술 두 가지를 동시에 받았는데 시술 후 오히려 걷지 못할 정도로 통증이 더 심해졌습니다. 서서히 다리 힘도 약해지기 시작합니다. 누 원장 외래에는 휠체어를 타고 들어오셨습니다. 이제는 너무 아파서 죽겠으니 하루라도 빨리 수술해달라고 부탁하셨습니다. 환자분은 최소침습 신경감압수술을 받았습니다. 수술 후 극심한 다리 통증은 다 사라졌고 잘 걸어 다니십니다.

가능하다면 시술과 같은 비수술치료로 자연치유를 유도하는 것이 옳습니다. 하지만 병이 너무 심해서 근본적인 치료가 필요하다면 너무 늦지 않게 정면 돌파하는 지혜가 필요합니다.

### 2) 노인 수술

우리나라는 최근 노인 인구가 급격하게 증가하는 추세입니다. 척추관협착증은 특히 60~70대에 많이 생기기 때문에 노인에 특화된 척추 치료법이 핫 이슈로 떠오르고 있습니다. '노인'이라 하면 65세 이상을 지칭하는 경우가 많았습니다. 요즘에는 건강 관리를 워낙 잘해서 70대 후반인데도 60대 초반처럼 정정한 분들을 종종 목격합니다. 그래서 노인이라고 부르는 기준 연령이 더 상향 조정되어야 하는 것이 아닌가 하는 의견들이 많습니다. 노인 환자에서 척추관협착증 수술 여부를 결정해야 할 때 두 가지 관점에서 생각해볼 수 있습니다. 첫째, 노인이 척추질환으로 수술을 받는 경우, '아무리 건강하다고 하더라도 젊은 사람들에 비해 합병증이 생길 가능성이 높다'는 시각입니다. 그래서 의사, 환자, 그리고 보호자 모두 척추관협착증 수술을 결정할 때 부담을 느끼는 것은 사실입니다. 둘째, 심각한 지병이 없는 건강한 노인이라면 척추 수술로 인한 합병증 발생률이 그리 높지 않으며, '오히려 못 걷던 노인이 수술 후에 잘 걷게 되면 더 건강하게 오래 살 수 있다'는 시각입니다.

누 원장이 척추 수술(최소침습 신경감압수술)을 집도한 척추관협착증 환자 100명에서 수술 후 생기는 합병증의 위험 인자(risk factor)를 분석해 보았습니다.* 만약 '환자 나이'가 합병증 발생의 위험인자로 밝혀진다면 '나이가 많을수록, 즉 젊은 사람보다 노인에서 수술 후 합병증이 발생할 가능성이 더 크다'라고 생각할 수 있습니다. 연구 결과 환자분의 나이는 척추관협착증 수술 후 합병증 발생에 전혀 영향을 주지 않았습니다. 노인이라고 해서 척추관협착증 수술 후 합병증이 더 많이 생기지 않는다는 것입니다. 평소 건강한 노인이 척추관협착증 수술을 받아야 하는 상황이라면 적극적으로 수술을 진행하는 것이 좋겠습니다. 물론 큰 수술의 경우는 예외겠죠. 최소침습 척추수술을 할 때 안전하게 수술이 가능하다는 이야기입니다.

* Lee DY. Old age did not affect the incidence of early complication after unilateral laminotomy for lumbar spinal stenosis. 2016년 대한노인신경외과학회 학술대회, 구연발표

### 3) 당뇨, 고혈압, 심장질환

척추관협착증은 50대 이후, 특히 60~70대에 많이 생기는 병입니다. 그래서 척추관협착증으로 수술 예정인 환자분이 당뇨, 고혈압, 또는 심장 질환으로 치료하고 있는 경우가 종종 있습니다. 나이도 많고 게다가 당뇨, 혈압, 심장 질환과 같은 내과 질환도 치료 중이니 환자 본인이나 가족들이 '수술해도 문제가 없을까'하고 걱정하는 경우가 많습니다. 결론부터 말씀드리면 당뇨, 고혈압, 또는 심장 질환이 적절하게 치료를 받아왔고 지금 잘 관리되고 있다면 척추관협착증 수술을 진행하는데 큰 지장을 주지는 않습니다(단, 여기서 말하는 척추관협착증 수술이란 큰 수술이 아니라 최소침습 신경감압수술을 뜻합니다).

수술 전에 당뇨가 약이나 인슐린을 사용하여 잘 조절되었다면 척추관협착증 수술을 예정대로 진행할 수 있습니다. 단, 수술 전 혈당 수치가 300mg/dL 이상으로 올라가 있거나 평소에 혈당이 제대로 관리되지 않았다면(혈액을 채취하여 HbA1C 검사를 하면 평소 혈당 관리가 잘 되었는지 알 수 있습니다) 일단 수술을 연기하는 것이 안전합니다. 4~5일 정도 병원에 입원한 상태에서 당뇨 치료를 집중적으로 해서 혈당을 조절한 후 수술을 시행하면 안전합니다. 수술 전후에는 고혈당뿐 아니라 저혈당에 빠지는 것도 위험하므로 혈당 수치는 너무 높지도 너무 낮지도 않게 적정선으로 조절하는 것이 바람직합니다.

고혈압 환자도 평소에 혈압 관리가 잘 되었다면 수술을 진행해도 됩니다. 단 수술 전 수축기 혈압이 180~200mmHg 이상으로 상승되어 있다면 일단 수술을 연기하는 것이 좋습니다. 역시 4~5일 정도 혈압을 조절한 후에 수술을 시행하면 안전합니다.

협심증 때문에 심장 혈관에 스텐트 시술을 한 분들이 종종 있습니다. 심장혈관 스텐트 시술 후 일 년이 지났고 시술이 잘 되어 더 이상 협심증 증상이 나타나지 않는다면 척추관협착증 수술에 지장이 없습니다. 협심증 때문에 자주 가슴에 통증을 느끼는 경우 척추 수술을 진행할 수 없습니다. 스텐트 시술을 했지만 혈관을 다 뚫지 못했다면 역시 수술을 진행하는 것은 위험합니다.

당뇨, 고혈압, 심장 질환으로 치료 중인 분들이 저용량 아스피린을 예방적으로 복용하는 경우가 많습니다. 아스피린은 혈소판 응집을 방해하여 피가 잘 굳지 않도록 유도합니다. 피가 잘 굳지 않기 때문에 혈관이 막히는 것을 예방합니다. 하지만, 아스피린을 복용한 채로 수술을 진행하면 수술 중에 지혈이 잘 안됩니다. 수혈을 할 가능성이 높아지고 수술 부위에 피가 고이는 혈종이 생길 수도 있습니다. 이런 이유로 척추 수술을 시행하기 일주일 전부터 아스피린을 중단하라고 권고합니다. 수술 후 더 이상 출혈의 위험이 없다고 판단되면 다시 아스피린을 복용합니다. 단, 아스피린을 끊으면 심장 질환이 악화될 가능성이 높은 경우 아스피린을 계속 복용한 채로 수술을 진행하기도 합니다. 이 경우 수술은 역시 큰 수술이 아니라 수술 중 출혈이 적은 최소침습 신경감압수술이어야 안전합니다.

### 관상도 중요합니다

부모님께서 연세도 칠순이 넘으셨고 고혈압과 당뇨로 치료 중인데 정말 척추관협착증 수술을 해도 괜찮을까요? 이런 걱정을 하는 자제분들이 종종 있습니다. 연세가 많으신 노인 환자분을 수술로 치료할 것인지 아니면 합병증이 생길 위험이 크니까 차선책으로 비수술치료를 시행할 것인지를 결정하는 것은 매우 중요한 일입니다. 그래서 수술하기 전에 각종 혈액검사, 심전도 검사, 폐기능 검사, 복부초음파, 하지혈관도플러, 심장초음파, 때로는 경동맥도플러 검사 등을 시행합니다. 환자분이 전신마취 또는 척추마취하에 안전하게 최소침습 신경감압수술을 진행할 수 있는지 미리 확인하기 위함이지요. 이런 각종 검사에서 '안전하다'고 최종적으로 판정을 받아야 수술을 진행합니다. 그런데 척추관협착증 수술을 결정함에 있어 검사 결과도 중요하지만 환자분의 관상도 매우 중요하답니다. 척추 전문의가 갑자기 '관상' 이야기를 하니 무슨 얘기인가 의아하시죠? 고혈압, 당뇨, 심장질환, 동맥경화증, 간질환, 그리고 암. 이런 내과적인 질환 때문에 몸 상태가 좋지 않은 분들은 제일 먼저 얼굴에 표시가 납니다. '연세도 많고 심장 질환을 치료한 적이 있는 분인데 관상을 보니 얼굴 모양, 표정, 그리고 얼굴색이 상당히 좋아 보이지 않네. 합병증이 생길 가능성이 높으니 큰 수술을 피하는 것이 좋겠다.' 누 원장은 환자분 관상을 보고 이런 식으로 결정하기도 합니다. 누 원장이 지금까지 척추수술과 시술을 약 5,300례 정도 집도했습니다. 통상적으로 외래를 방문하는 환자분의 10% 정도가 수술이나 시술을 받기 때문에 지금까지 아마도 척추 질환으로 고생하시는 분들을 적어도 5만 3천 명 이상 진료했을 겁니다. 그동안 수많은 척추 환자분들을 진료하면서 '얼굴 모양, 얼굴 표정, 그리고 얼굴색이 이러이러한 분들은 수술하고 나서 합병증이 잘 생기더라,'라는 경험이 데이터로 축적된 것이죠. 그래서 관상이 좋지 않은 분들은 몸 상태도 좋지 않을 가능성이 높으니 큰 수술을 작은 수술로 변경하기도 하고, 때로는 수술 대신 비수술 방법으로 치료하기도 합니다. 왜냐하면 우리가 척추 수술을 하는 것이 첫 번째 목적이 아니거든요. 수단과 방법을 가리지 않고 제일 안전한 방법으로 환자분이 잘 낫도록 치료하는 것이 척추 전문의의 지상과제입니다. 부산에서 서울 가는 방법은 직진해서 빨리 가는 방법도 있지만 날씨가 좋지 않을 때는 안전한 길로 우회해서 천천히 가는 것도 좋습니다.

### 4) 최소침습 신경감압수술

최소침습 신경감압수술(minimally invasive decompressive surgery)이란 척추신경을 누르고 있는 두꺼워진 척추뼈만 선택적으로 제거하여 눌리고 좁아진 척추신경이 원 상태대로 펴지게 만드는(감압) 수술 방법입니다. 척추관협착증 수술에 누 원장이 가장 많이 사용하는 방법이기도 하지요. 수술 중에 인조디스크, 나사못이나 기타 인공 보형물은 사용하지 않습니다. 최소침습 신경감압수술은 하반신 부분마취하에 피부를 2-3cm 정도 작게 절개하고 시행합니다. 오른쪽이나 왼쪽 중에서 환자분의 통증이 더 심한 쪽으로 접근하여 양쪽의 척추관협착증을 동시에 제거합니다. 척추관협착증은 대부분 양쪽에 동시에 생깁니다. 그래서 누 원장은 척추관협착증 수술을 할 때는 가급적 오른쪽 왼쪽을 한 번에 같이 수술합니다. 치과에서 충치를 치료할 때를 생각해보면, 건강한 치아 부분은 살리면서 정밀한 의료용 드릴로 이가 썩은 부분만 선택적으로 갈아서 제거하고 신경치료를 합니다. 최소침습 신경감압수술은 치과에서 시행하는 신경치료와 개념상으로 매우 비슷한 수술법입니다. 현미경으로 수술 부위를 확대한 후 매우 정밀하고 섬세한 의료용 드릴로 척추관협착증이 있는 부위에 작은 구멍을 냅니다. 이 작은 구멍을 통해서 모든 작업이 이루어지게 되는데요. 정상 척추뼈는 최대한 살리면서 신경을 누르는 두꺼워진 척추뼈만 선택적으로 제거합니다. 정밀한 의료용 드릴을 이용하여 두꺼워진 뼈를 종이처럼 얇게 만들어서 없애버립니다. 수술 후에는 눌리고 좁아졌던 척추신경이 충분히 부풀어 오르고 펴지게 됩니다.

최소침습 신경감압수술은 좁은 구멍을 통해서 현미경으로 확대하여 보면서 수술을 시행합니다. 그래서 이 수술 방법에 익숙해지려면 전문의가 된 이후에도 상당한 기간의 훈련을 필요로 합니다. 최소침습 신경감압수술에 경험이 많은 의사는 한 부위를 수술하는데 한 시간 정도 시간이 소요됩니다. 수술이 까다로운 대신에 여러 가지 장점이 많은데요. 작게 절개하고 정상 척추뼈를 대부분 살리면서 수술을 진행하기 때문에 출혈량이 적어 수혈을 거의 하지 않습니다. 정상 척추뼈를 대부분 살리면서 수술하기 때문에 인조디스크나 나사못 같은 인공 보형물을 삽입할 필요가 없습니다. 수술 후 4시간 정도 지나면 보조기를 차고 일어서는 것이 가능합니다. 수술 다음 날부터 본격적으로 보행을 시작하며 4일 정도 지나면 퇴원할 수 있습니다. 실밥은 통상적으로 수술 후 10일째에 제거합니다. 정상 척추뼈와 근육을 대부분 살리면서 수술하니까 회복도 빠르고 조기에 일상생활로 복귀할 수 있습니다.

### 수술하면 깨끗하게 좋아지나요?

허리디스크는 갑자기 파열되어 심한 통증이 생기는 급성 질환입니다. 몇 달간 고생하다가 수술하고 나면 통증이 드라마틱하게 좋아지는 경우가 대부분입니다. 척추관협착증은 허리디스크와 달리 만성 질환입니다. 현재 척추관협착증으로 수술을 고민하고 있다면, 적어도 일이 년, 많게는 5년 이상 두꺼워진 척추뼈가 신경을 계속 압박하고 있었을 겁니다. 게다가 수술을 피하고 싶어서 약도 먹고, 주사도 맞고, 시술도 하면서 시간을 많이 보냈잖아요? 그동안에 척추신경은 계속 두꺼워진 척추뼈에 눌리고 있었겠죠. 척추신경이 오랫동안 뼈에 눌리면 더 이상 견디지 못하고 결국 기절하고 상합니다. 다리와 발이 심하게 저리거나 화끈거리고, 발바닥에 못을 박은 듯한 느낌이나 자갈 밟는 느낌이 있고, 소변이

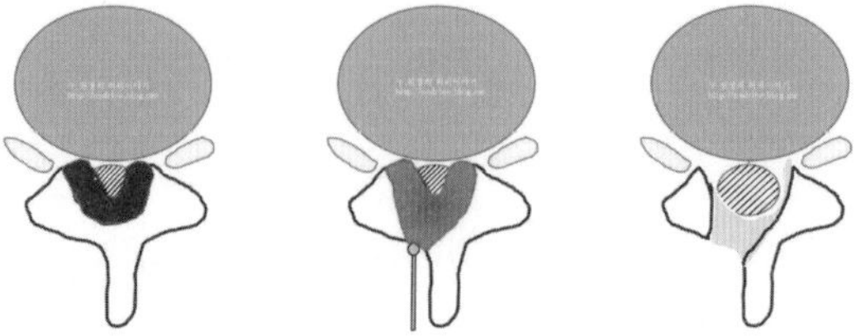

최소침습 신경감압수술(빗금 친 부분이 척추신경입니다)

수술 전(왼쪽), 수술 중(가운데), 수술 후(오른쪽)

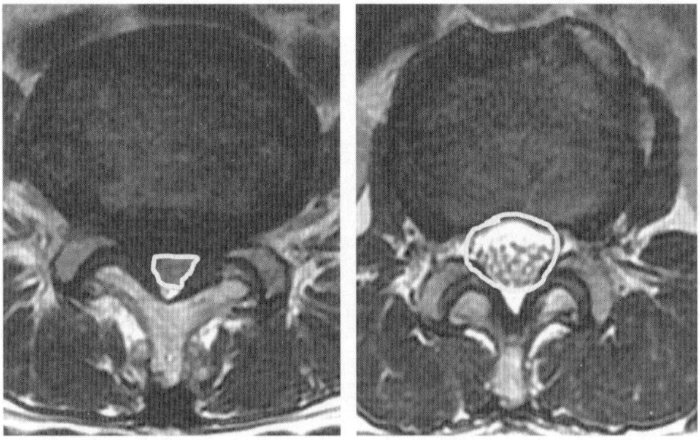

최소침습 신경감압수술

수술 전(왼쪽), 수술 후(오른쪽).

수술 전에 보이지 않던 척추신경이 수술 후에 정상적인 모습을 찾았습니다(원 안이 척추신경입니다).

시원하지 않고 자주 보게 되고, 걸으면 성기 주변에 감각이 둔하고 등등, 신경이 상했을 때 발생하는 '척추신경 손상' 증상을 느끼게 됩니다. 척추신경 손상 증상이 생기기 전에 수술하면 100%에 가깝게 회복하는 경우가 대부분입니다. 하지만, 이미 척추신경 손상 증상을 느끼고 있다면 수술을 받더라도 척추신경이 회복하는데 시간이 오래 걸립니다. 수술 전에 느끼던 통증의 80%는 수술 후 바로 좋아지지만 20% 정도의 척추신경 손상 증상은 좋아지는데 시간이 걸립니다. 일부 척추신경 손상 증상은 시간이 흘러도 좋아지지 않고 그대로 남기도 합니다. 이런 이유로 척추관협착증이 심하다면 신경 손상 증상을 느끼기 전에 근본적인 치료인 최소침습 신경감압수술을 받는 것이 바람직합니다.

### 5) 수술 후 관리

#### a) 수술 부위 관리

퇴원 후 상처소독은 수술받은 병원 또는 가까운 병의원에서 2일마다 받으세요.

실밥 제거는 수술 후 10~14일 사이에 시행합니다.

상처 부위는 항상 건조하게 유지합니다.

땀이 배지 않도록 각별히 주의하세요.

핫 팩, 전기장판은 수술 후 1달 동안 금지합니다.

상처에 문제가 있을 경우(분비물, 부종, 발진) 바로 병원으로 연락하세요.

b) 보조기 착용

보조기는 한 달 동안 착용하고 이후 2주 동안은 푸는 연습을 합니다.

보조기는 앉아있을 때, 서 있을 때, 그리고 걸을 때 착용합니다.

누워있을 때나 취침 시에는 착용하실 필요 없습니다.

c) 자세

허리를 곧게 펴시고 무리하게 허리를 회전하거나 앞으로 굽히는 자세는 피하세요.

수술 후 3일부터 5분, 10분, 15분씩 점차적으로 허리에 무리가 가지 않는 범위 내에서 의자에 앉는 시간을 늘리십시오.

수술 후 처음 2주 내에는 30분 이상 오래 앉아 있는 것은 피하세요.

식사는 등받이 의자에 앉아서 하세요.

맨바닥에 앉기, 쪼그리고 앉기, 그리고 양반다리 자세 등은 피하는 것이 좋습니다.

퇴원 후 1달 동안 무리한 일 하거나 무거운 물건을 들지 마세요.

d) 운동

물리치료는 따로 하실 필요 없습니다.

주치의가 필요하다고 판단하면 엉덩이나 다리에 물리치료를 할 수 있습니다. 하지만 수술 부위에는 1달 동안 물리치료를 피해야 합니다.

수술 후 1달 동안 걷기 운동만 하세요.

운동량은 불편하지 않을 정도로 매일 조금씩 늘려가시면 됩니다.

통증이 있을 때는 무리하게 걷지 마세요.

집에 계단이 있다면 계단을 오르내리는 것은 가능합니다. 단 운동으로 계단을 오르내리는 것은 피하는 것이 좋습니다.

e) 운전 및 직장생활

수술 후 2주 정도 지나면 10분 이내의 근거리 운전은 가능합니다.

짧은 거리부터 시작해서 운전하는 시간을 서서히 늘려나갑니다.

직장 생활은 사무직의 경우 수술 후 2주 후부터 가능합니다. 직장에서 무거운 물건을 자주 들거나 육체적인 노동을 주로 하는 경우는 가급적 수술 후 한 달간은 쉬는 것이 좋습니다.

f) 체중 및 금기해야 할 기호식품

체중 조절이 필요합니다.

반드시 금연하시기 바랍니다.

수술 후 1달간은 금주하세요. 한 달이 지나면 가볍게 한두 잔 정도 술을 마셔도 됩니다.

병원 약을 복용하는 동안에는 한약 복용은 피하는 것이 좋습니다.

g) 부부생활

수술 후 1달 후부터 부부생활을 가볍게 시작해도 무방합니다.

대략 1킬로미터를 무리 없이 걸을 수 있는 시점부터 성생활을 시작하면 좋습니다.

h) 목욕

샤워는 실밥 제거 후 2일 후부터 가능합니다.

머리 감으실 때도 허리 굽히지 않는 자세로 감으십시오.

실밥 제거 전에는 머리를 감을 때 고개만 약간 숙이는 상태로 감아 상처에 물이 들어가지 않게 주의합니다.

실밥 제거 후에는 서서 샤워하면서 머리를 같이 감으세요.

대중목욕탕 이용은 수술 후 1달 후부터 가능합니다.

6) 수술 합병증

전신마취나 척추마취하에 절개하고 시행하는 수술은 드물게 합병증이 생길 수 있습니다. 집도의는 항상 수술 전에 환자와 보호자에게 수술 후 생길 수 있는 합병증에 대해서 충분하게 설명해야 합니다. 일반적으로 집도의가 수술 경험이 많을수록 수술 합병증이 발생할 가능성은 줄어듭니다. 그래서 가급적 수술 경험이 풍부한 척추 의사에게 수술을 받는 것이 좋습니다. 최소침습 신경감압수술 후 드물게 발생할 수 있는 합병증은 다음과 같습니다.

a) 염증: 수술 후 매우 드물게 염증이 생길 수 있습니다. 수술 도중 세균이 척추에 침입하여 염증이 생기면 심한 통증과 고열로 고생합니다. 한 달 이상 항생제 주사를 맞고 입원치료를 해야 하고 2차 수술을 받아야 할 수도 있습니다. 이런 염증이 생기지 않도록 병원에서는 수술 전, 수술 도중, 그리고 수술 후에 여러 가지 예방 조치를 항상 시행합니다.

b) 출혈: 최소침습 신경감압수술은 실제로는 검지 손톱 크기의 작은 부위를 수술합니다. 그러니까 수술 중에 피가 나더라도 그 양은 그리 많지 않습니다. 수술을 마치면서 지혈을 충분히 한 후 스며 나오는 피는 외부로 배출되도록 피주머니를 달고 나옵니다. 마취가 깰 때 아프니까 갑자기 혈압이 올라가면서 지혈되었던 부위에서 다시

출혈이 생길 수 있습니다. 출혈된 피가 굳으면서 혈종(피떡 덩어리)이 생겨 신경을 누르면 심한 통증을 느끼게 되고 다리에 마비가 생기기도 합니다. 이런 경우 척추신경을 누르는 혈종을 제거하고 추가 지혈을 하기 위해 응급수술을 하기도 합니다.

c) 척추신경 손상: 척추관협착증에 의해 척추신경이 심하게 눌려있는 경우 두꺼운 척추뼈를 제거하는 과정에서 드물게 척추신경이 손상을 입을 수 있습니다. 척추신경이 손상을 입으면 다리에 힘이 빠지고 마음대로 움직이지 못하는 마비 증상이 발생할 수 있습니다. 그래서 집도의는 항상 주의해서 수술을 진행해야 합니다. 집도의의 수술 경험도 매우 중요합니다.

d) 신경주머니 손상: 우산 집어넣는 비닐 주머니 아시죠? 척추는 비닐 주머니 같은 신경 주머니 안에 물이 가득 차 있고 그 안에 척추신경이 둥둥 떠 있는 구조입니다. 척추관협착증에 의해 척추신경이 오랫동안 눌리면 신경주머니가 얇아집니다. 최소침습 신경감압수술을 시행하면 눌렸던 척추신경이 부풀어 오르고 펴집니다. 이 과정에서 얇아진 신경주머니가 부풀어 오르다가 찢어질 수 있습니다. 신경주머니 안에 물이 들어있기 때문에 주머니가 찢어지면

물이 샙니다. 물이 계속 새면 수술부위 상처가 붙지 않습니다. 그래서 신경주머니의 찢어진 부위를 봉합하는 재수술을 하기도 합니다. 누 원장은 신경주머니에 손상이 오더라도 대부분 자연치유로 유도합니다. 대신 3~5일 정도 추가적인 침상안정을 요구할 수 있습니다.

e) 심부정맥색전증: 우리가 걸어 다닐 때는 다리의 근육이 수축하면서 하지 정맥을 쥐어짜서 혈액 순환이 원활히 되도록 도와줍니다. 그런데 수술을 받으면 수술하는 동안, 그리고 수술 후 하루 이틀 정도 많이 누워있습니다. 누워있는 동안에는 다리의 근육이 하지 정맥을 짜주지 못하니 아무래도 혈액 순환이 원활하지 않습니다. 이런 상황에서 매우 드물게 하지 심부정맥에 피떡(혈전)이 생길 수 있습니다. 운이 나쁘면 심장, 폐, 또는 뇌로 피떡이 날아가서 혈관을 막는데(색전), 이를 심부정맥색전증이라고 합니다. 심부정맥색전증이 생기면 매우 위험합니다. 다행히도 특별한 지병이 없으면 심부정맥색전증은 잘 생기지 않습니다. 누 원장은 60세 이상이거나 수술이 3~4시간 이상 소요되는 경우 심부정맥색전증을 예방할 목적으로 탄력스타킹을 신도록 처방합니다. 누워있는 동안에 스타킹이 혈관을 압박하여 혈액 순환이 원활하도록 유도하는

것이죠.

f) 마취 합병증: 치아 손상, 흡인성 폐렴, 협심증, 심근경색, 그리고 뇌졸중 등이 전신 마취나 척추 마취 과정에서 드물게 발생하기도 합니다.

수술 합병증에 대해서 읽어보면 겁나는 이야기들이 많습니다. '수술 받았다가 나한테 합병증이 생기면 어떻게 하지?' 이런 걱정에 잠을 못 잘 수도 있을 것 같습니다. 다행스럽게도 평소에 건강하신 분들은 수술 합병증이 잘 생기지 않는답니다. 특히 집도의가 척추관협착증 수술 경험이 많다면 합병증은 매우 드물게 생기는 일이니 안심하셔도 됩니다.

## 수술이 성공하려면

1) 집도의가 척추 수술에 대한 경험이 풍부해야 합니다.

2) 오진하거나 병을 빠트리는 일이 없도록 수술 전에 엑스선 검사, MRI, CT, 엠알 마이엘로 검사 등의 영상의학검사를 충분히 시행해야 합니다.

3) 전신 마취나 척추마취를 안전하게 시행할 수 있는지 수술 전 검사를 통해 충분하게 확인하는 것이 안전합니다.

4) 의사와 환자 간에 서로 믿고 신뢰하는 것이 매우 중요합니다. 환자는 의사를 믿고 몸을 맡깁니다. 의사도 주치의라는 책임감을 가지고 최선을 다해서 치료해야 합니다.

5) 의사와 환자 간에 운 때가 서로 맞는 것도 중요합니다. 구름 잡는 이야기 같지만 실전에서는 매우 중요한 요인 중 하나입니다.

## 7) 재발

척추관협착증을 수술하기 전에 혹시 수술 후에 재발되지 않을까 걱정하시는 분들을 간혹 봅니다. 아마도 허리디스크와 척추관협착증을 서로 혼동하기 때문이 아닌가 생각되는데요. 허리디스크는 원래 재발을 할 수 있는 병입니다. 허리디스크는 부드러운 연골이기 때문에 치료만 잘하면 탈출된 디스크가 흡수됩니다. 반면 제대로 치료가 안 되면 탈출된 디스크가 더 심하게 파열되기도 합니다. 허리디스크가 심하게 파열되면 수술을 하게 됩니다. 허리디스크를 수술했는데도 다시 디스크가 탈출되거나 파열되면 이를 '재발'이라고 부른답니다. 허리디스크 수술 후 재발률은 의사에 따라 천차만별인데요.

누 원장의 재발률은 약 3% 전후입니다. 척추관협착증은 허리디스크와 달리 딱딱한 척추뼈가 신경을 누르는 병입니다. 그래서 한 번 수술로 제거하고 나면 재발이 잘 되지 않습니다. 물론 재발이 하나도 안 된다고 하면 그건 거짓말이겠지요. 손에 굳은살을 잘라내도 자꾸 손을 쓰다 보면 다시 굳은살이 생깁니다. 마찬가지로 두꺼워진 뼈를 수술로 제거하더라도 시간이 지나면서 다시 척추뼈가 두꺼워지기도 합니다. 하지만 척추관협착증의 재발은 허리디스크 재발보다 훨씬 드물게 일어나는 일이기 때문에 너무 걱정하지 않으셔도 됩니다.

척추관협착증은 대부분의 경우 인공보형물을 넣지 않고 두꺼워진 척추뼈만 제거하는 최소침습 신경감압수술로 충분히 치료할 수 있습니다. 수술 후에도 대부분 잘 지내시구요. 하지만 약 3%에서 시간이 지나면서 수술 부위가 서서히 약해져 척추전방전위증이나 척추불안정증이 생길 수 있다고 합니다. 추가적인 치료가 필요하고 경우에 따라 2차 수술을 요할 수도 있습니다.

결론적으로 척추관협착증은 허리디스크에 비해서 수술 후 재발이 잘 안 생기기 때문에 너무 걱정하지 않아도 됩니다. 그래도 재발이 걱정된다면 밖에 나가서 한 시간 동안 척추관협착증에 좋은 걷기운동을 열심히 하고 오세요. 걱정한다고 해결되는 것은 단 한 가지도 없으니까요.

## 연성고정수술

척추관협착증 수술 방법 중에 연성고정수술, 그중에서 극돌기간 연성고정수술(interspinous dynamic stabilization)에 대해 알아봅시다. 누 원장은 척추관협착증에 수술이 필요한 경우 최소침습 신경감압수술을 시행한다고 했습니다. 신경감압수술이란 인공디스크나 나사못과 같은 인공보형물을 넣지 않고 두꺼운 척추뼈가 신경을 누르는 부분만 선택적으로 제거하는 수술 방법입니다. 그런데 신경감압수술을 하면 '척추신경이 눌린 부분은 해결되지만 척추 자체는 더 약해지기 때문에 시간이 지나면 자꾸 문제가 생길 것'이라고 주장하는 의사들이 꽤 있습니다. 이런 생각때문에 신경감압수술 후 왠지 불안할 것 같은 척추를 보강하기 위해서 고안해 낸 것이 바로 연성고정수술법입니다. '신경감압수술만 하면 처음에는 좋지만 시간이 흐르면서 척추가 약해지고 다시 2차 수술을 해야 할 가능성이 높다. 신경감압수술을 하면서 연성고정수술을 같이 시행하면 척추가 안정되어 나중에 2차 수술을 할 가능성이 훨씬 낮아질 것이다.' 이런 설명이 극돌기간 연성고정수술을 시행하게 되는 레쇼날레(rationale)입니다.

우리나라에서도 한동안 많은 척추 전문의들이 척추관협착증을 수술하면서 연성고정수술을 같이 시행하여 척추를 보강해주었습니다. 그렇다면 연성고정수술의 수술 결과는 어떨까요? 최소침습 신경감압수술만 하는 것보다 연성고정수술로 척추를 보강해주면 수술 결과가 훨씬 더 좋을까요? 척추관협착증을 수술하면서 신경감압수술과 극돌기간 연성고정수술을 함께 시행한 경우와 신경감압수술만 단독으로 시행한 경우를 비교한 논문들이 여럿 있습니다. 이런 논문들을 죄다 분석하여 종합적으로 결론을 내린 논문을 하나 소개합니다. 닥터 Wu 등은 신뢰할 수 있는 수준 높은 논문들을 검색하여 극돌기간 연성고정수술을 함께 시행한 환자군과 신경감압수술 단독으로 시행한 환자군의 수술 성적을 종합 분석하여 비교하였습니다.* 연구 결과 연성고정수술을 하거나 안 하거나 수술 성적에는 큰 차이가 없었습니다. 단 재수술률에서는 현저한 차이를 보였는데요. 신경감압수술 단독으로 시행한 환자들이 신경감압수술과 연성고정수술을 함께 시행한 환자들에 비해서 재수술률이 통계적으로 유의하게 더 낮았습니다. 정리하면 연성고정수술을 하거나 안 하거나 수술 성적은 비슷하며 연성고정수술을 시행한 환자들이 오히려 재수술을 더 많이 했다는 것입니다. 닥터 Wu 등이 발표한 논문에 따르면 척추관협착증 수술은 최소침습 신경감압수술 단독으로도 충분한 것 같습니다. 그래서인지는 모르겠으나 요즘은 척추관협착증을 수술할 때 연성고정수술을 같이 시행하는 경우가 예전보다 많이 줄어든 것 같습니다.

* Wu AM, Zhou Y, Li QL, et al: Interspinous spacer versus traditional decompressive surgery for lumbar spinal stenosis: a systematic review and meta-analysis. PLoS One 9: e97142, 2014

## 척추유합수술

우리는 하루에도 수백 번 이상 척추를 앞으로 숙였다가 뒤로 젖히고 오른쪽 왼쪽으로 틀기도 하면서 생활합니다. 정상 척추는 앞으로 숙이거나 뒤로 젖히거나 좌우로 틀 때 일정하게 제한된 범위 안에서만 움직이는데요. 이를 '척추가 안정되어 있다'라고 표현합니다. 반면 척추가 정상적인 범위를 벗어나 과도하게 움직이는 경우 '척추가 불안정하다'라고 표현하고요. 척추가 안정되어 있는 경우 척추관협착증 수술은 최소침습 신경감압수술로 충분합니다. 하지만 척추가 불안정한 경우에는 이야기가 달라집니다.

척추관협착증이 있고 동시에 척추가 불안정하다면 신경감압수술만으로는 결과도 좋지 않고 재발이 잘 됩니다. 척추관협착증으로 인해 신경이 좁아진 부분을 뚫으면서 동시에 척추가 불안정해서 덜렁덜렁 과도하게 움직이는 것을 안정시켜 주어야 수술 후에 결과가 좋고 재발도 막을 수 있습니다. 누 원장은 척추관협착증에 척추불안정증이 동반된 경우 최소침습 척추유합수술을 시행합니다. 최소침습 척추유합수술은 신경감압을 시행한 후 인공디스크를 삽입하고 나사로 고정하는 수술법입니다. 전신마취하에 절개하고 시행하며 한 부위 수술에 대략 3시간 전후 소요됩니다. 수술 후 다음 날부터 서고 걸을 수 있습니다. 수술 후 일주일 정도 경과하면 퇴원 가능하며 보조기는 삼 개월간 착용합니다. 최소침습 척추유합수술에 대해서는 '척추전방전위증 수술법'에서 다시 한 번 자세히 설명하도록 하겠습니다.

## Case 6

아래 좌우 사진은 동일한 A 씨의 사진입니다. MRI(좌측)에서는 요추 4번과 요추 5번 뼈의 정렬이 정상입니다. 그런데 엑스선 검사(우측)에서는 요추 4번 뼈가 요추 5번 뼈의 앞쪽으로 미끄러진 소견이 관찰됩니다. A 씨의 MRI와 엑스레이 소견이 왜 이렇게 다를까요? 바로 척추불안정증 때문입니다. MRI는 누워서 찍습니다. 척추가 불안정한 경우 대개 자리에 누우면 불안정한 척추뼈가 정상적 배열로 맞춰집니다. 반면 엑스선 검사는 서서 찍었는데, 불안정한 척추에 체중이 실리면서 척추뼈가 몸의 앞쪽으로 미끄러지는 현상이 발생한 것입니다. 이렇게 누웠다가 일어설 때 척추가 들어갔다 나왔다 하며 과도하게 움직이는 것을 척추불안정증이라 합니다.

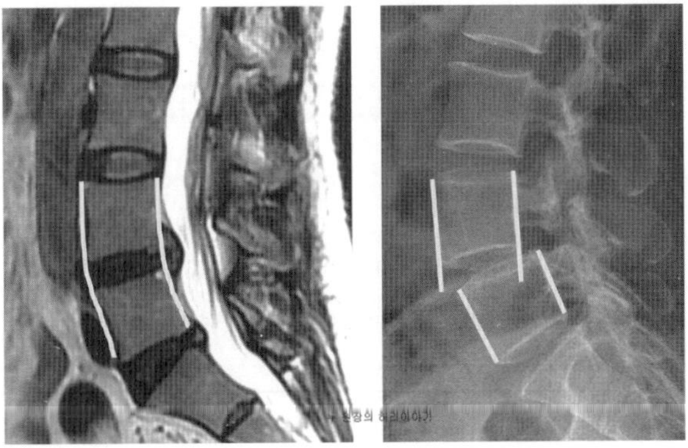

자리에 누우면 척추뼈가 쑥 맞춰지고 일어서면 뭔가 덜커덕 빠지는 느낌을 받으면서 허리가 아프다고 호소하는 분들이 많습니다. A 씨처럼 척추불안정증이 통증의 원인일 가능성이 높습니다. 척추불안정증은 척추가 약해지면서 발생하는 현상으로 대부분 척추관협착증이 동반됩니다. 경미한 척추불안정증은 유산소 운동으로 척추 근육을 강화하여 병의 진행을 막을 수 있습니다. 하지만 척추불안정증이 심하고 통증도 심하다면 최소침습 척추유합수술과 같은 근본적인 치료를 시행해야 완치가 가능합니다. A 씨는 척추불안정증이 심하고 적극적인 치료를 시행했음에도 통증 호전이 전혀 없었습니다. 근본적인 치료가 필요하다고 판단하여 최소침습 척추유합수술을 시행하였습니다.

## 척추관협착증 + 허리디스크

척추관협착증으로 치료하던 분이 어느날 갑자기 엉덩이와 다리에 극심한 통증을 호소하는 경우가 있습니다. 척추관협착증 때문에 신경관이 좁아진 상태에서 허리디스크가 갑자기 탈출되거나 파열되었기 때문인네요. 척추신경이 척추관협착증에 눌린 상태로 겨우겨우 버티고 있었는데 갑자기 허리디스크가 탈출되어 척추신경을 더 심하게 압박하니까 견디지 못하고 비명을 지르는 겁니다. 이때 MRI 검사를 해보면 척추의 앞쪽에서는 탈출된 디스크가 신경을 누르고 척추의 뒤쪽에서는 척추관협착증으로 두꺼워진 척추뼈가 신경을 누르고 있습니다. 마치 척추신경이 탈출된 디스크와 두꺼운 척추뼈 사이에서 샌드위치처럼 끼어 눌린 모양입니다. 척추관협착증이 심한 상태에서 허리디스크가 탈출 또는 파열되면 갑자기 극심한 통증을 느끼게 됩니다. 다리에 마비가 생겨 힘이 빠지고 절룩거리며 걷습니다. 심한 경우 대소변 장애도 발생할 수 있습니다. 이런 경우 비수술치료는 대부분이 효과가 없기 때문에 조기에 척추 수술을 시행하는 것이 안전합니다. 척추 수술은 최소침습 신경감압수술을 시행하여 두꺼운 척추뼈를 제거하고 동시에 레이저로 탈출된 허리디스크를 제거합니다. 좁아지고 막혔던 척추관을 넓히고 척추신경이 숨을 쉴 수 있도록 만들어 줍니다.

## Case 7

60대 A 씨가 심한 양다리 통증 때문에 누 원장을 찾아왔습니다. MRI 소견을 보니 척추관협착증이 심한 상태에서 허리디스크가 심하게 탈출되었습니다. 이미 신경주사치료를 몇 번 받았지만 통증은 전혀 호전되지 않았습니다. 수술을 가급적 피하고 싶어 하셔서 신경성형술을 먼저 시행하였습니다. 하지만 시술 후에도 통증이 좋아지지 않습니다. 계속 심한 통증을 호소하여 결국 현미경레이저수술을 시행할 수밖에 없었습니다. 탈출된 허리디스크를 레이저로 제거하면서 척추관협착증을 동시에 제거하여 샌드위치처럼 눌린 신경이 완전히 펴지도록 수술을 시행했습니다. 다행히 수술 후 심한 다리 통증은 깨끗하게 사라졌습니다.

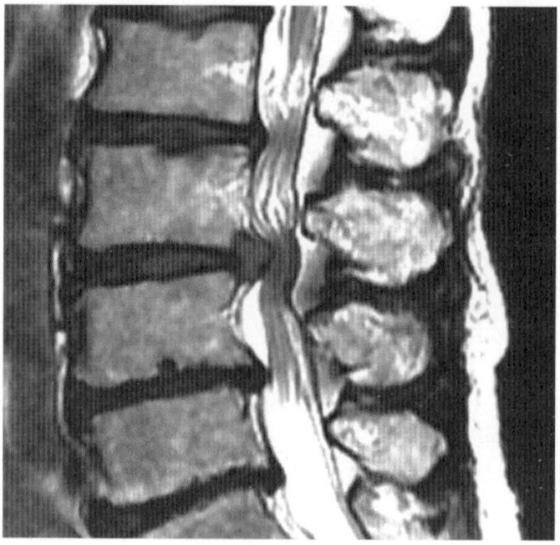

요추3-4번에 발생한 척추관협착증과 허리디스크 탈출에 의해 척추신경이 앞뒤에서 샌드위치처럼 눌립니다. 척추신경 압박이 심하고 환자분이 호소하는 통증도 심해서 환자분은 수술을 받았습니다.

## 외측함요 협착증

척추관협착증 중에 외측함요 협착증에 대해 알아보겠습니다. 척추관, 즉 척추신경이 지나가는 길은 아래 그림과 같이 생겼습니다.

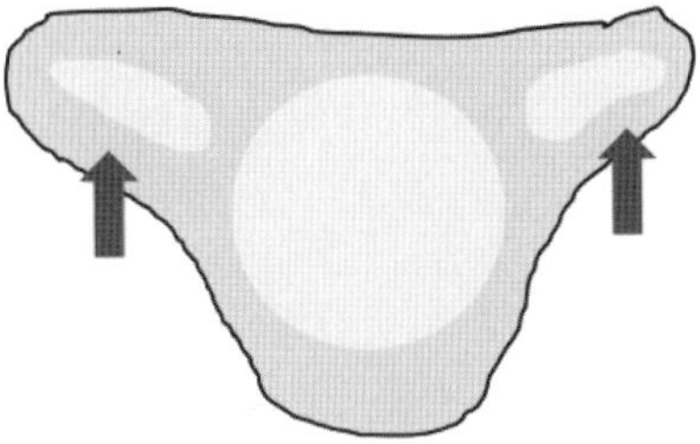

척추관의 한가운데로 척추신경 몸통이 지나가고, 양옆으로 오른쪽과 왼쪽 다리로 가는 신경 가지가 위치합니다. 오른쪽과 왼쪽으로 가는 신경 가지가 위치하고 있는 부분을 전문용어로 외측함요(lateral recess)라고 부릅니다. 위 그림의 화살표가 가리키는 부분이 바로 외측함요입니다.

일반적인 척추관협착증은 두꺼워진 척추뼈가 척추신경 몸통과 신경 가지를 동시에 압박합니다. 반면 외측함요 협착증은 두꺼워진 척추뼈가 척추신경의 몸통은 거의 압박하지 않고 양쪽의 신경 가지만 압박합니다. 척추관협착증은 누가 보더라도 병이 심하다고 쉽게 진단을 할 수 있습니다. 반면, 외측함요 협착증은 척추신경 몸통이 척추뼈에 눌리지 않기 때문에 병이 경미해 보입니다. 그래서 환자분은 심한 고통을 느끼는데도 불구하고 의사는 'MRI 소견으로는 병이 심하지 않은데요'라고 진단하기 쉽습니다. 외측함요 협착증은 MRI 검사만으로는 진단하기 어려운 경우가 많습니다. 누 원장은 외측함요 협착증이 의심되면 이미 MRI 검사를 했다고 하더라도 CT와 엠알 마이엘로 검사를 추가로 시행합니다. MRI, CT, 그리고 엠알 마이엘로 검사를 비교하여 분석하면 외측함요 협착증을 놓치지 않고 진단하여 제대로 치료할 수 있답니다.

## Case 8

70대 A 씨. 외측함요 협착증으로 누 원장에게 치료받은 분입니다. A 씨는 엉덩이에 통증을 오랫동안 느꼈습니다. 양다리 뒤로 발끝까지 저리고 아픕니다. 이런 증상은 많이 걸으면 더 심해집니다. MRI 검사 후 '병이 경미하다, 수술할 정도는 아니다'라고 듣고 시술을 받았습니다. 하지만 시술 후에도 전혀 증상이 좋아지지 않았습니다. 시간이 지날수록 통증은 더 심해집니다. MRI는 경미하다고 들었고 시술까지 받았음에도 통증이 좋아지지 않은 이유는 바로 외측함요 협착증 때문이었습니다. 일견 보기에는 경미해 보이지만 실제로는 외측함요 협착증이 양쪽 신경 가지를 매우 심하게 누르고 있었던 것이죠. 누 원장은 외측함요 협착증을 의심하고 엠알 마이엘로 검사를 처방했습니다. 예상한 대로 엠알 마이엘로 검사에서 외측함요 협착증을 확진할 수 있었습니다. A 씨는 최소침습 신경감압수술을 받았고 수술 후 A 씨를 오랫동안 괴롭히던 통증은 서서히 사라졌습니다.

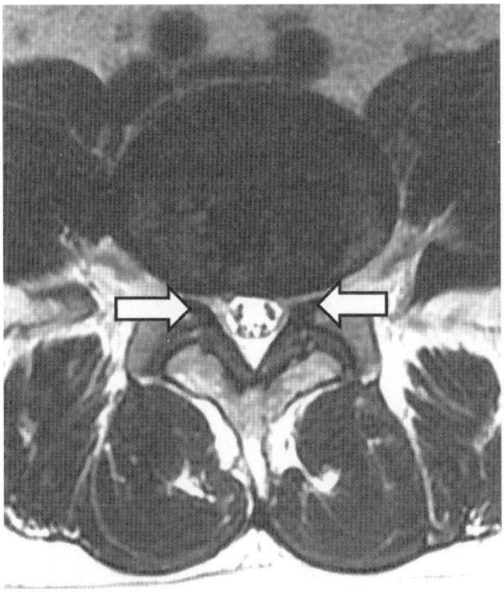

외측함요 협착증(화살표)이 양쪽 신경 가지를 심하게 누르고 있습니다.

## 신경공 협착증

척추관협착증은 척추뼈가 두꺼워지면서 척추관이 좁아지고 이로 인해 척추신경이 눌리는 병이라고 말씀드린 거 이제는 잊어버리지 않으시겠죠? 척추관을 지나는 척추신경은 결국 신경공(neural foramen)이라는 뼈에 난 구멍을 통해서 척추 밖으로 빠져나갑니다. 척추 밖으로 빠져나간 신경 가지는 엉덩이, 다리, 발 구석구석까지

도달하여 제 할 일을 열심히 한답니다. 신경공 부분에서 뼈가 두꺼워져서 신경 가지를 누르는 경우가 있는데 이를 신경공 협착증이라고 부릅니다. 신경공 협착증도 외측함요 협착증처럼 진단이 어렵습니다. MRI 검사를 해도 긴가민가하는 경우가 종종 있습니다. 외측함요 협착증과 마찬가지로 MRI, CT, 그리고 엠알 마이엘로 검사를 시행하여 종합해서 분석해야 진단되는 경우가 많습니다.

신경공 협착증도 척추관협착증과 마찬가지로 초기에는 치료로 나을 수 있습니다. 하지만 신경공 협착증이 심한 경우에는 비수술치료를 열심히 해도 낫지 않기 때문에 수술을 고려해야 합니다. 신경공 협착증이 오른쪽이나 왼쪽 중에 한쪽에만 생긴 경우는 최소침습 신경감압수술로 치료할 수 있습니다. 신경공 협착증이 양쪽 모두 생긴 경우는 최소침습 척추유합수술을 받는 것이 좋습니다.

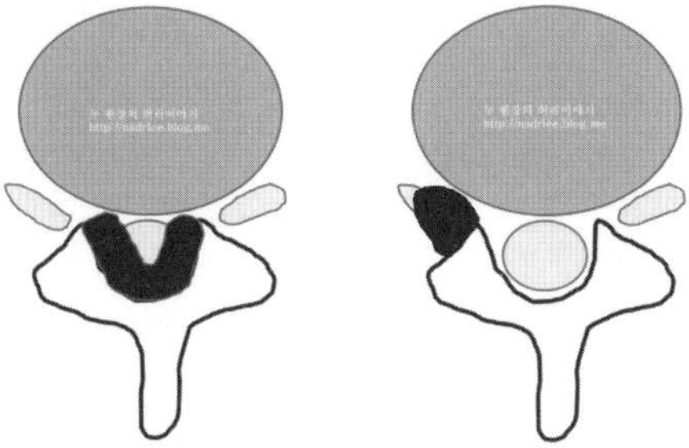

척추관협착증(왼쪽)과 신경공 협착증(오른쪽)

## Case 9

60대 A 씨. 오른쪽 엉덩이에 심한 엉덩이 통증을 호소하며 누 원장을 찾아오셨습니다. 오른쪽 다리가 심하게 저리고 쥐도 난다고 합니다. 걸으면 엉치뼈가 울리고 대여섯 발자국 걸으면 아파서 바로 앉아야 합니다. 주방에 서 있으면 다리에 쥐가 나고 내 다리 같지 않아 얼른 주저앉습니다. 소변도 시원하지 않고 자주 봅니다. 신경주사치료를 10회 이상 받았고 그래도 낫지 않아 쑥뜸까지 떠보았지만 소용없다고 합니다. MRI 검사 결과 요추 4-5번 오른쪽에 신경공 협착증 소견이 보입니다. 신경공 부분에 척추뼈가 두꺼워지면서 신경 가지를 누르고 있기 때문에 그렇게 심하게 아픈 것입니다. A 씨는 비수술치료가 전혀 효과가 없고 통증도 심하게 호소하는 상태라 최소침습 신경감압수술을 시행하였습니다. 하반신 척추마취하에 수술을 시행하였고 수술 후 엉덩이와 다리 통증은 현저하게 좋아졌습니다.

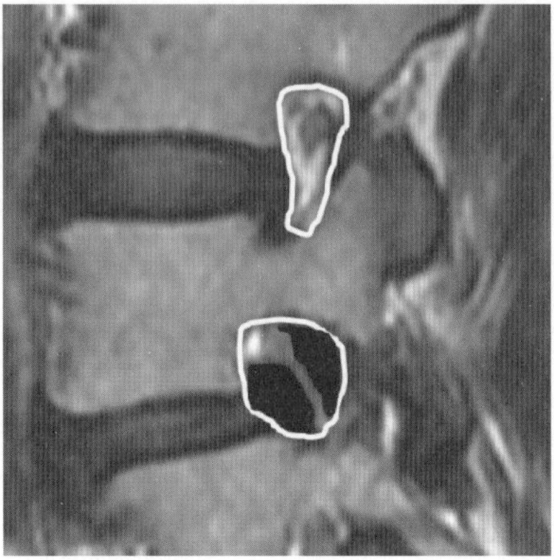

척추를 옆에서 찍은 MRI 사진입니다. 위의 하얀 동그라미가 정상 신경공, 아래 하얀 동그라미는 신경공 협착증이 생긴 신경공입니다. 동그라미 안에 까맣게 색칠한 부분이 협착증입니다. 신경공 협착증에 의해 신경공이 거의 다 막힌 상태입니다.

## 흉추 척추관협착증

60대 A 씨. 4개월 전부터 양다리에 힘이 빠지고 한 달 전부터는 지팡이를 짚지 않으면 걸을 수 없다고 합니다. 누 원장이 MRI 검사를 판독해보니 흉추 11-12번 사이에 척추관협착증이 생겨 신경을 심하게 압박하는 상태입니다. 척추관협착증이 심하게 신경을 압박하여 이미 신경이 멍들었습니다. 허리에 척추관협착증이 생기면 엉덩이와 다리가 아프고 당겨서 오래 걷기 힘듭니다. 반면 등, 즉 흉추에 척추관협착증이 생기면 굵은 척수신경이 눌리기 때문에 양다리에 힘이 빠져서 걷기 힘들거나 절룩거림을 호소합니다. 이미 마비가 상당히 진행한 상태로 심하게 다리를 절면서 걷기에 빠른 시일 내에 수술을 받는 것이 좋겠다고 말씀드렸습니다. 하지만 A 씨가 수술을 꺼리시네요.

한 달 후 A 씨가 다시 누 원장을 찾아오셨습니다. 수술하지 않고 시술로 고칠 수 있는지 여기저기 알아보러 다니신 모양입니다. 그 사이에 마비는 더 진행되었고 A 씨는 더 걷기 힘들어합니다. 고민 고민하다가 결국 수술을 결정하셨습니다. 누 원장 집도하에 최소침습 신성감수술을 시행하였습니다. 비정상적으로 두꺼워진 척추뼈에 흉수

신경이 심하게 눌리고 있었습니다. 조심해서 두꺼워진 척추뼈를 제거하고 신경이 눌린 부분이 펴지도록 수술을 시행했습니다. 마비가 심하게 진행된 상태에서 수술을 하면 회복에 적어도 육 개월에서 일 년 이상 소요되는 것이 대부분입니다. A 씨는 수술 전에 마비가 심한 상태였지만 운 좋게도 수술 후 예상보다 빠른 속도로 마비가 회복되고 있습니다.

다리에 힘이 없어서 걷기 힘들다면 A 씨처럼 허리가 아니라 등, 즉 흉추의 문제일 수도 있습니다.

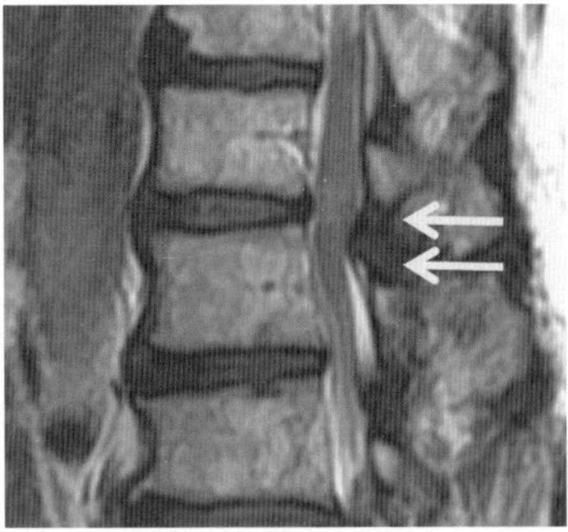

흉추 협착증이 척추신경을 누르고 있습니다. (화살표 부위)

# 척추전방전위증

## 척추전방전위증?

우리 몸의 척추뼈는 마치 벽돌을 쌓듯이 위, 아래 척추뼈의 정렬이 딱딱 맞아떨어져야 합니다. 그런데 척추가 약해지면 위의 척추뼈가 아래 척추뼈의 앞쪽으로 미끄러지며 움직입니다. '척추뼈가 몸의 앞쪽(전방)으로 미끄러져 움직인다(전위)'하여 이런 병을 척추전방전위증이라고 부릅니다. 척추전방전위증은 선천적으로 척추뼈가 약해서 생기는 '협부결손형' 척추전방전위증과 척추관협착증처럼 나이를 먹으면서 척추가 약해져서 생기는 '퇴행성' 척추전방전위증이 있습니다. 이 책에서는 퇴행성 척추전방전위증에 대해서만 다루도록 하겠습니다. 왜냐하면 퇴행성 척추전방전위증은 지금까지 설명한 척추관협착증의 연장선상에 있는 병이기 때문입니다.

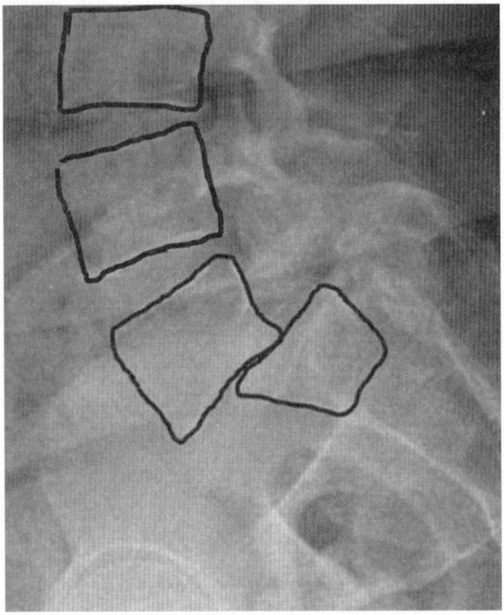

요추 5번 척추뼈가 천추 1번 척추뼈의 앞쪽으로 미끄러져 움직이는 척추전방전위증 소견입니다.

퇴행성 척추전방전위증은 척추관협착증과 미찬가지로 '척추가 체질적으로 약한 사람이 나이를 먹으면서 척추가 더 약해져서 생기는' 병입니다. 50대 이후에 주로 많이 생기며 남자보다 여자에서 더 흔하게 생깁니다. 척추전방전위증은 척추뼈가 미끄러지며 어긋나 있기 때문에 허리에 통증을 느끼는 분들이 많습니다. 거의 모든 척추전방전위증에는 척추관협착증이 동반됩니다. 그래서 척추전방전위증의 증상은 척추관협착증의 증상과 상당히 비슷합니다. 가만히 앉아있거나 누워있으면 통증을 못 느낍니다. 오래 걷거나 오래 서 있으면 엉덩이와 다리에 통증을 느끼지만 잠시 앉아서 쉬면 통증이 바로 좋아집니다. 심하면 발바닥에 저림을 느끼고 소변 장애가 오기도 합니다. 척추전방전위증은 척추관협착증과 마찬가지로 시간이 지날수록 심해지는 병입니다. 시간이 경과할수록 척추가 몸의 앞쪽으로 자꾸 더 미끄러집니다. 동반된 척추관협착증도 시간이 갈수록 더 심해지겠죠. 그래서 척추관협착증과 마찬가지로 반드시 초기에 발견해서 치료하고 관리해야 하는 병입니다. 뒤늦게 심한 상태에서 진단하면 수술 밖에 치료 방법이 없답니다. 척추전방전위증의 초기 증상은 척추관협착증의 초기 증상과 동일합니다. 척추관협착증을 예방하는 방법도 척추관협착증의 예방법과 똑같습니다. 이 책의 앞쪽 '척추관협착증의 예방' 부분을 다시 한 번 읽어보시기 바랍니다.

## 시술

척추전방전위증에서 시술의 치료 효과는 척추관협착증과 마찬가지로 제한적입니다. 시술한다고 해서 앞으로 미끄러진 척추뼈가 다시 맞춰지지도 않고 척추관협착증으로 막힌 척추관이 완벽하게 뚫리지도 않기 때문이지요. 하지만 몇몇 상황에서 시술은 잘만 사용하면 수술을 피할 수 있는 좋은 치료 방법이 되기도 합니다. 척추전방전위증에서 시술로 치료하는 경우는 다음과 같습니다.

첫째, MRI 검사 결과 척추전방전위증 초기로 진단되었습니다. 약 복용, 물리치료, 그리고 주사치료를 열심히 했는데도 불구하고 통증이 호전되지 않는다면, 시술로 증상을 호전시켜 수술을 피할 수 있습니다. 두 번째, 척추전방전위증이 매우 심해서 반드시 수술이 필요한 상황입니다. 그런데 환자분이 나이도 많고 내과 질환도 심각해서 수술을 시행하지 못할 수 있습니다. 이런 경우에 통증을 완화시켜 환자분의 고통을 줄여줄 목적으로 시술을 시행합니다. 세 번째는 척추전방전위증이 굉장히 심한데도 '나는 꼭 시술을 먼저 해보고 싶다'고 생각하는 분이 있습니다. 수술이 필요한 이유에 대해서 충분히 설명 드렸지만, 꼭 시술을 원한다면 시술을 먼저 시행하기도 합니다.

척추전방전위증에 누 원장이 추천하는 시술은 척추관협착증과 마찬가지로 경막외 신경성형술(PEN 시술)과 척추풍선확장술입니다.

## 척추유합수술

척추전방전위증이 심한 경우, 신경주사치료나 시술은 단지 마취와 진통 효과일 뿐입니다. 신경주사를 맞거나 시술을 받으면 일시적으로 통증이 호전되지만, 시간이 지나고 약효가 떨어지면 다시 통증을 느낍니다. 주사치료나 시술을 한다고 하더라도 미끄러진 척추뼈가 맞춰지거나 협착증이 없어지거나 하지 않습니다. 따라서 척추전방전위증이 심하고 통증도 심하면 최소침습 척추유합수술을 받아야 근본적인 치료가 됩니다.

### 1) 최소침습 척추유합수술

척추관협착증을 신경감압수술로 고쳤다면 척추전방전위증은 척추유합수술로 고칩니다. 척추유합수술은 세 단계로 이루어지는데요. 먼저 척추관협착증을 제거하여 눌린 척추신경이 펴지도록 감압합니다. 두 번째, 어긋난 척추뼈 사이에 있는 상한 디스크를 제거한 후 그 자리에 인조디스크를 삽입합니다. 마지막으로 엑스선 영상을 보면서 나사못을 척추뼈에 삽입하여 고정합니다. 몸의 앞쪽으로 미끄러진 척추뼈를 정상 위치로 잡아당긴 후 고정해서 위아래 척추뼈가 서로 붙도록(유합) 유도합니다. 척추유합수술도 여러 가지 방법이 있습니다. 그중에서 누 원장이 주로 시행하는 수술 방법은 '최소침습 척추유합수술'입니다. 지금부터 누 원장이 최소침습 척추유합수술을 선호하는 이유를 설명해드리겠습니다.

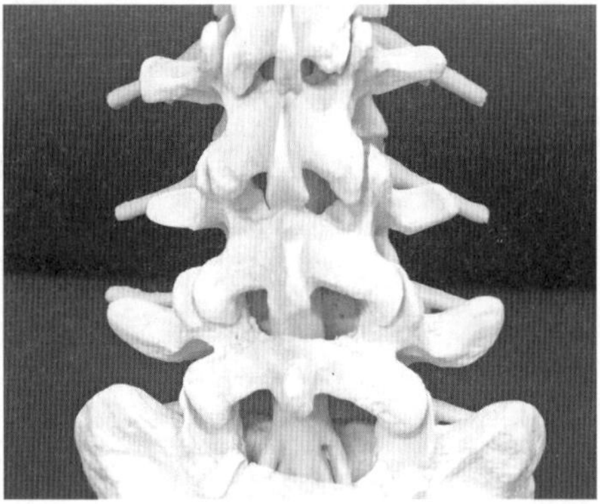

정상 척추 모형입니다.

아래 사진은 전통적인 척추유합수술 방법입니다. 척추 후방의 뼈를 뜯어내는 방식으로 수술합니다. 이 과정에서 척추를 굴곡하고 신전

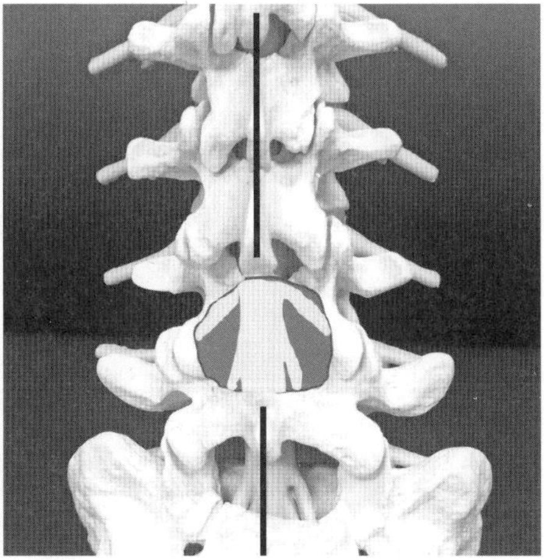

하는데 가장 중요한 역할을 하는 후방장력 밴드(posterior tension band, 사진에서 검은색 선)가 제거됩니다. 척추뼈와 인대로 이루어진 후방장력 밴드를 수술 과정에서 제거하기 때문에 수술 후 장기적으로 척추불안정증과 재발을 유발할 가능성이 높습니다.

최소침습 척추유합수술은 아래 사진처럼 엄지손톱 크기 정도의 작은 구멍을 낸 후 그 통로를 통해서 척추유합수술을 시행합니다. 전통적인 척추유합수술 방법과 달리 정상 척추 뼈와 근육을 최대한 보존하며 수술합니다. 그래서 수술 합병증이 잘 생기지 않습니다. 또한, 척추의 굴곡과 신전에 중요한 후방장력 밴드를 살리면서

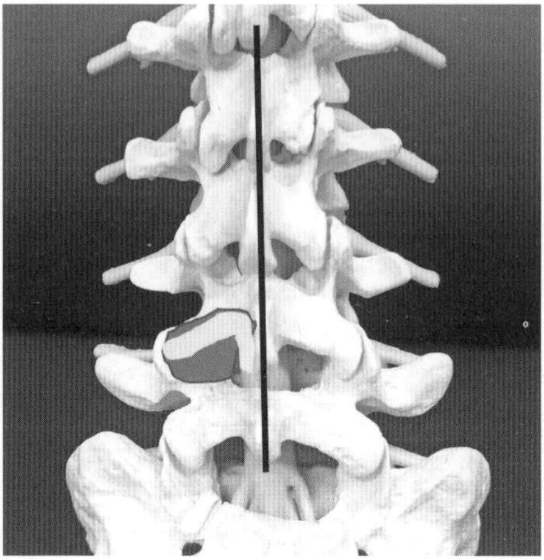

수술하기 때문에 수술 후 장기적으로 척추 불안정증이 생기거나 재발할 가능성이 현저히 낮아지는 장점이 있습니다.

최소침습 척추유합수술은 전신마취하에 시행합니다. 한 부위를 수술하는데 대개 3시간 전후 소요됩니다. 정상 척추뼈와 근육을 최대한 살리면서 수술하기 때문에 수술 중 출혈량이 적습니다. 대부분의 경우 수혈을 하지 않습니다. 수술 다음 날부터 보조기를 차고 서서 천천히 걷습니다. 수술 후 5~7일 정도 경과하면 퇴원할 수 있습니다. 수술 부위 척추뼈가 잘 붙도록 3개월 동안 보조기를 차고 활동합니다. 엑스선 검사에서 이상이 없으면 3개월 후부터는 보조기를 풀고 생활합니다.

## Case 10

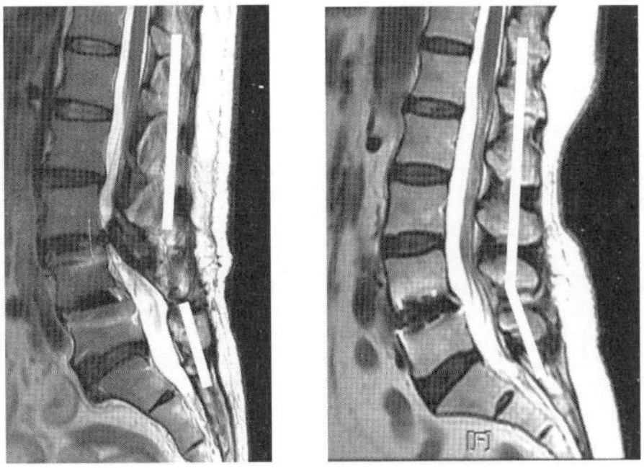

정상 척추뼈와 인대를 살리는 것, 특히 후방장력 밴드를 살리는 것이 최소침습 척추유합수술의 핵심적인 차별점입니다. 왼쪽 사진은 전통적인 척추유합수술 5년 후에 찍은 MRI 사진입니다. 척추유합수술 과정에서 후방장력 밴드(하얀선)가 제거되어 끊어진 상태입니다. 척추유합수술 부위는 깨끗하고 좋습니다. 그런데 수술 부위 바로 위에 다시 척추불안정증이 생기고 척추관협착증도 매우 심합니다. 그래서 수술 부위 바로 윗부분을 다시 수술해야 하는 상태입니다. 오른쪽은 최소침습 척추유합수술 5년 후에 찍은 MRI 사진입니다. 후방장력 밴드(하얀선)가 온전하게 살아 있습니다. 수술 부위 아래위 척추 모두 이상 없이 건강한 상태를 유지하고 있습니다.

### 2) 수술 후 관리

a) 수술 부위 관리

퇴원 후 상처소독은 수술받은 병원 또는 가까운 병의원에서 2일마다 받으세요.

실밥 제거는 수술 후 10~14일 사이에 시행합니다.

상처 부위는 항상 건조하게 유지합니다.

땀이 배지 않도록 각별히 주의하세요.

핫팩, 전기장판은 수술 후 1달 동안 금지합니다.

상처에 문제가 있을 경우(분비물, 부종, 발진) 바로 병원으로 연락하세요.

b) 보조기 착용

보조기는 3개월 동안 착용하고 이후 2주 동안은 푸는 연습을 합니다.

보조기는 앉아있을 때, 서 있을 때, 그리고 걸을 때 착용합니다.

누워있을 때나 취침 시에는 착용하실 필요 없습니다.

c) 자세

허리를 곧게 펴시고 무리하게 허리를 회전하거나 앞으로 굽히는 자세는 피하세요.

수술 후 3일부터 5분, 10분, 15분씩 점차적으로 허리에 무리가 가지 않는 범위 내에서 의자에 앉는 시간을 늘리십시오.

수술 후 처음 2주 내에는 30분 이상 오래 앉아 있는 것은 피하세요.

식사는 등받이 의자에 앉아서 하세요.

맨바닥에 앉기, 쪼그리고 앉기, 그리고 양반다리 자세 등은 피하는 것이 좋습니다.

퇴원 후 3개월 동안 무리한 일 하거나 무거운 물건을 들지 마세요.

d) 운동

물리치료는 따로 하실 필요 없습니다.

주치의가 필요하다고 판단하면 엉덩이나 다리에 물리치료를 할 수 있습니다. 하지만 수술 부위에는 1달 동안 물리치료를 피해야 합니다.

수술 후 1달 동안 걷기 운동만 하세요.

운동량은 불편하지 않을 정도로 매일 조금씩 늘려가시면 됩니다.

통증이 있을 때는 무리하게 걷지 마세요.

집에 계단이 있다면 계단을 오르내리는 것은 가능합니다. 단 운동으로 계단을 오르내리는 것은 피하는 것이 좋습니다.

e) 운전 및 직장생활

수술 후 3개월 후부터 운전을 시작하는 것이 좋습니다.

짧은 거리부터 시작해서 운전하는 시간을 서서히 늘려나갑니다.

직장 생활은 사무직의 경우 수술 후 1달 후부터 가능합니다. 직장에서 무거운 물건을 자주 들거나 육체적인 노동을 주로 하는 경우는 가급적 수술 후 3개월간은 쉬는 것이 좋습니다.

f) 체중 및 금기해야 할 기호식품.

체중 조절이 필요합니다.

반드시 금연하시기 바랍니다.

수술 후 3개월간은 금주하세요.

병원 약을 복용하는 동안에는 한약 복용은 피하는 것이 좋습니다.

g) 부부생활

수술 후 1~2개월 후부터 부부생활을 가볍게 시작해보세요.

대략 1킬로미터를 무리 없이 걸을 수 있는 시점부터 성생활을 시작하면 좋습니다.

h) 목욕

샤워는 실밥 제거 후 2일 후부터 가능합니다.

머리 감으실 때도 허리 굽히지 않는 자세로 감으십시오.

실밥 제거 전에는 머리를 감을 때 고개만 약간 숙이는 상태로 감아 상처에 물이 들어가지 않게 주의합니다.

실밥 제거 후에는 서서 샤워하면서 머리를 같이 감으세요.

대중목욕탕 이용은 수술 후 3개월 후부터 가능합니다.

### 3) 수술 합병증

최소침습 척추유합수술을 할 때 신경감압 과정에서 혈종, 감염, 신경 손상, 신경주머니 손상, 심부정맥색전증 등의 합병증이 생길 수 있습니다. 인조디스크를 삽입하고 나사로 고정하는 과정에서 드물게 인조디스크나 나사못이 제 자리에서 이탈하여 신경을 자극할 수 있습니다. 신경 자극이 심한 경우 인조디스크 또는 나사못의 위치를 다시 적절하게 조절하는 재수술을 할 수 있습니다. 척추전방전위증이 있는 척추 부위를 유합(위, 아래 척추뼈를 서로 붙인다는 의미) 시키기 때문에 수술 후 척추의 유연성이 떨어질 수 있습니다. 예를 들면 방바닥에 앉기가 힘들다거나, 쪼그려 앉기가 힘들고, 허리를 숙여서 바지를 입는 동작이 불편합니다. 척추 유합수술을 한 부위만 시행하는 경우 처음에는 유연성이 조금 떨어지지만, 일 년 정도 지나면 잘 적응해서 큰 불편을 느끼지 못하는 경우가 대부분입니다. 하지만 척추유합수술을 두 부위 이상 시행하면 아무래도 척추의 유연성이 일부분 감소합니다. 수술과 마취를 시행하는 과정에서 폐렴, 협심증, 심근경색, 그리고 뇌졸중 같은 내과적인 합병증이 드물게 생길 수 있습니다.

최소침습 척추유합수술은 신경감압수술에 비해 수술 시간도 길고 큰 수술입니다. 그래서 수술 후에 합병증이 생기지 않을까 걱정하시는 분들을 자주 만납니다. 60~70대 고령 환자라도 척추 이외의 다른 부위가 다 건강하다면 최소침습 척추유합수술을 안전하게 진행할 수 있습니다. 누 원장은 2008년에 미국신경외과학회지인 Journal of Neurosurgery Spine에 최소침습 척추유합수술에 대한 논문을 게재했습니다.* 논문에서는 척추전방전위증 또는 척추불안정증 때문에 최소침습 척추유합수술을 받은 65세 이상 노인 환자분들의 수술결과를 분석하였습니나. 그 결과 수술 성공률이 높았고, 합병증 발생률이 매우 낮았으며, 특히 심각한 합병증은 전혀 생기지 않았습니다. 이런 좋은 결과는 최소침습 척추유합수술 방법의 차별성에 기인합니다. 정상 척추뼈와 근육 그리고 인대는 최대한 살리면서 신경을 누르는 두꺼운 척추뼈만 선별적으로 제거합니다.

그래서 수술 후에 회복이 빠르고 합병증도 잘 생기지 않습니다. 작은 구멍을 통해서 정상 척추뼈는 살리고 신경을 누르는 두꺼운 척추뼈만 제거하기 때문에, 집도의는 수술 과정에서 상당히 힘듭니다. 반면 환자분은 회복도 빠르고 합병증도 거의 생기지 않아 결과가 좋습니다. 이런 점이 바로 최소침습 척추수술의 가장 큰 장점이랍니다.

* Lee DY, Jung TG, Lee SH: Single-level instrumented mini-open transforaminal lumbar interbody fusion in elderly patients. J Neurosurg Spine 9: 137-144, 2008

### 4) 80대 노인 수술

80세 노인이 척추전방전위증이 심해서 수술을 해야 하는 경우가 있습니다. 나이 80이 넘었는데 무슨 수술이냐고 생각할 수도 있습니다. 누 원장도 환자분이 80대면 가급적 수술보다는 신경주사치료나 시술과 같은 비수술치료로 고치려고 노력합니다. 하지만 이미 비수술치료를 다 해봤는데도 통증이 전혀 좋아지지 않고 심한 통증 때문에 환자분이 너무나도 힘들어한다면? 이런 경우 어떻게 치료해야 할까요?

80세 A 씨. 2년 전부터 걸으면 왼 다리에 통증이 심해서 잘 못 걷습니다. 요추 4-5번 척추전방전위증 때문에 신경이 많이 눌린 것이 원인입니다. 연세가 많으시기 때문에 수술을 피하려 물리치료, 한약, 침, 교정, 꼬리뼈 주사, 시술 등등. 2년간 별의별 치료를 다 하셨습니다. 하지만 전혀 효과가 없었고 통증은 자꾸만 더 심해집니다. 누원장의 외래에 오실 때 통증 때문에 다리를 절룩거리며 들어오셨습니다.

척추전방전위증이 심하기 때문에 원칙적으로는 척추유합수술을 하는 것이 맞습니다. 아무리 최소침습 수술이라고 하더라도 80세에 척추유합수술을 시행하면 합병증이 생길 가능성이 높습니다. 다른 방법은 신경감압수술을 해서 왼쪽 다리 통증만 해결하는 것입니다. 신경이 눌린 부분만 수술로 해결하고 척추뼈가 앞으로 미끄러진 부분은 손대지 않는 것이죠. 인조디스크를 삽입하고 나사못으로 고정하는 과정은 생략하는 대신, 수술 후에 보조기를 오래 착용하고 조심조심 생활하는 겁니다. A 씨는 결국 최소침습 신경감압수술을 받았습니다. 수술 후에 합병증 없이 잘 회복하였고 왼 다리 통증도 많이 좋아졌습니다.

80세 노인 환자를 교과서적인 원칙만 생각해서 치료한다면? 수술 합병증 때문에 위험한 상황이 생길 수 있습니다. 환자분을 잘 고쳐 드리는 것도 중요하지만 안전하게 고쳐드리는 것이 더 중요합니다. 부산에서 서울 갈 때 직진해서 제일 빠른 길로 가면 좋겠지요. 하지만 날씨도 험하고 도로 사정이 나쁘다면 안전한 길로 우회해서 가는 것도 방법입니다. 누 원장은 환자의 몸 상태와 나이를 고려해서 가장 안전한 치료법을 선택하려고 항상 노력합니다.

# 어디서, 어떻게
# 치료해야 좋을까?

Q.

수년 전부터 간혹 허리가 좀 뻐근하긴 했지만 삼사일 지나면 좋아지곤 해서 대수롭지 않게 생각했습니다. 그런데 석 달 전부터 걸을 때마다 오른쪽 엉덩이와 다리가 아파서 힘들었어요. 한 달 전부터는 통증이 심해서 채 오 분을 걷지 못하고 주저앉아야 합니다. 가까운 척추 병원에 가서 MRI를 찍었더니 척추관협착증이 너무 심하다고 바로 수술하라고 하네요. 수술 생각만 해도 심장이 떨리고 밤에 잠을 못 잡니다. 앞으로 어떻게 해야 하나요?

A.

**척추관협착증이 심해서 수술받아야 한다고 진단받으셨군요. 증상을**

들어봐서는 누 원장 생각에도 수술을 빨리 받는 것이 좋겠습니다. 척추관협착증이 심해서 채 오 분도 걷지 못한다면 가급적 빨리 수술을 받는 것이 좋습니다. 수술을 피하고 싶은 마음에 미루거나 효과도 없는 비수술치료를 고집하다가 결국 수술을 받는 분들을 자주 봅니다. 이런 분들은 치료 시기를 놓친 상태에서 뒤늦게 수술을 받기 때문에 후유증이 남는 경우가 종종 있습니다.

먼저 말씀드리고 싶은 건 척추관협착증은 암이 아니랍니다. 암은 수술 결과가 좋더라도 방사선치료나 항암치료를 받아야 하는 경우가 많습니다. 재발해서 결국 사망하기도 하잖아요. 척추관협착증은 암과 달리 수술만 잘 받으면 다 해결됩니다. 그러니 마음을 편하게 가지도록 하세요. 너무 불안해하고 스트레스를 많이 받으면 치료 결과도 좋지 않답니다. 수술을 피하면 제일 좋겠지요. 하지만 수술이 꼭 필요하다면 과감하게 정면 돌파하는 자세도 필요합니다. 여러 가지 좋은 치료 방법이 개발되어 있고 특히 우리나라 척추 전문의들은 세계적인 수준이기 때문에 걱정하지 않아도 됩니다.

두 번째로 말씀드리고 싶은 건 척추관협착증을 초기에 발견했으면 수술까지 가지 않아도 될 뻔했다는 것입니다. 수년 전부터 간간이 허리가 아프다가 저절로 좋아지기를 반복했다고 하셨잖아요. 누 원장 생각에는 그때 척추관협착증 초기 증상이 나타난 것 같습니다. 척추관협착증을 초기에 발견하면 간단한 비수술치료로 통증이 많이 좋아집니다. 척추에 좋은 운동과 적절한 관리를 통해 병이 진행하는 것을 충분히 막을 수 있습니다. 그런데 허리만 조금 아프다가 며칠 지나면 저절로 좋아지니 대수롭지 않게 생각하고 지나가셨죠. 당시에 척추 병원을 찾아가서 진료를 받고 MRI 검사를 했더라면? 척추관협착증을 초기에 발견하고 수술을 피할 수도 있었을 겁니다.

어쨌거나 이미 일은 벌어졌습니다. 마음 단단히 먹고 긍정적으로 생각하세요. 정면돌파하시기 바랍니다. 좋은 결과가 있으실 겁니다.

Q.

허리와 다리가 아파서 가까운 병원에 가서 MRI를 찍었습니다. 척추관협착증이 심하다고 바로 시술을 하는 것이 좋겠답니다. 그런데 저는 걸을 때 조금 불편하기는 하지만 한 시간 이상 잘 걷습니다. 지난 주말에는 무리 없이 북한산에도 갔다 왔는데요. 꼭 시술이 필요할까요? 그리고 척추 쪽으로는 전혀 치료를 받아본 적이 없습니다.

**A.**

**MRI 검사에서 척추관협착증이 심해도 한 시간 이상 무리 없이 걷는다면 꼭 시술이나 수술을 하지 않아도 됩니다. 시술 여부는 MRI 소견만 보고 결정하지 않습니다. MRI 소견과 환자분의 증상을 종합해서 결정하는 것이 맞습니다. 척추관협착증에서 가장 중요한 증상은 얼마나 오랫동안 쉬지 않고 걸을 수 있느냐는 것인데요. 한 시간 정도 무리 없이 걸을 수 있다면 증상은 상당히 좋은 편입니다. 게다가 전에 척추 쪽 치료를 해본 적이 전혀 없다고 하셨죠? 누 원장 생각에는 약 복용과 물리치료만으로도 충분할 것 같습니다. 이런 기본적인 치료를 충분히 했는데도 통증이 지속된다면 그다음 단계로 신경주사치료나 시술을 고려해보는 것이 맞겠습니다.**

Q.

척추관협착증 때문에 엉덩이와 다리 통증이 상당히 심합니다. 수술을 피하려고 일 년 정도 이런저런 치료를 해 보았지만 효과가 없었습니다. 제 생각에도 이제는 수술을 할 때가 된 것 같습니다. 그런데 어떤 방송에서 '척추 수술을 하려면 적어도 서너 군데 이상 병원에 가서 얘기를 들어보라'고 말하더군요. 그래서 병원 세 군데에 진료를 보러 다녔습니다. 첫 번째 병원에서는 척추관협착증이 심하다고 바로 수술하라고 했습니다. 두 번째 병원에서는 이 정도면 수술할 필요가 없다고 하네요. 세 번째 병원에서는 척추보다는 혈관 문제 같으니 혈관 CT를 찍어보자고 합니다. 도대체 어떤 의사의 말을 믿어야 하는 건지? 나는 아파 죽겠는데 어떻게 치료할지 진료를 보면 볼수록 더 헛갈리고 가는 병원마다 검사만 자꾸 더 하라고 하니 미칠 노릇이네요.

A.

**척추 수술이 필요하다고 진단하면 다른 병원의 척추 전문의에게 다시 진료를 보는 분들이 간혹 있더군요. 이런 행위를 2차 의견(secondary opinion)을 얻는 과정이라고 부릅니다. 첫 번째 진료와 두 번째 진료에서 척추 전문의들의 치료에 대한 의견이 일치하면 앞으로 어떻게 치료해야 할지가 명확해집니다. 그런데 의사마다 똑같은 병이라도 설명하는 방식이 다르고 치료하는 방법도 조금씩 차이가 납니다. 심지어 같은 병원에서 근무하는 의사 두 명이 서로 완전히 다른 이야기를 하기도 합니다. 누 원장이 만난 환자분 중에 '여섯 군데 병원에서 진료를 봤는데 여섯 명의 의사가 다 다른 이야기를 했다'고 말하는 분도 있었습니다. 여기저기서 진료를 보면 볼수록 더 헛갈리기만 하고 치료는 제대로**

못 받는 것이죠. 누 원장 생각에는 수술 여부를 결정하는 데는 환자분의 증상이 가장 중요합니다. 통증이 너무 심하고 도저히 걷기 힘들다면 수술을 해야 할 가능성이 높습니다. 통증이 경미하고 잘 걷는다면 굳이 수술할 필요가 있을까요? 진료를 보다 보면 의사가 인상도 좋고 왠지 말 한 마디 한 마디가 믿음이 가는 그런 사람이 있습니다. 내가 믿고 신뢰할 수 있는 의사에게 진료를 보고 치료도 받아야 경과가 좋습니다. 누 원장이 환자와 의사 사이에 운 때가 맞는 것도 매우 중요하다고 말씀드렸는데요. 자꾸 여기저기 떠돌아다니지 말고 운 때가 맞는 의사를 찾아서 치료받도록 하세요.

다시 환자분의 이야기로 돌아가면, 통증의 원인은 아마도 외측함요 협착증이 아닌가 싶습니다. MRI 결과는 경미해 보이는데 당사자는 통증이 심하고 잘 걷지 못하지요? 외측함요 협착증을 의심할 수 있는 특징 중 하나입니다. 누 원장 생각에는 혈관 CT 검사 결과를 먼저 해 보는 것이 좋겠습니다. 검사 결과 다리 혈관에 이상이 없다면 외측함요 협착증이라고 생각하고 척추 수술을 받으면 될 것 같습니다. 수술 전에 엠알 마이엘로 검사를 시행하면 외측함요 협착증을 확진할 수 있습니다.

Q.

척추관협착증을 오랫동안 치료했는데 잘 안 나아서 수술해야 하는지 상담받으려고 합니다. 요즘 척추를 치료하는 병원이 많던데 어디 가서 하는 것이 좋을까요?

A.

**척추관협착증 수술은 척추 수술을 잘하는 병원에서 척추 수술 경험이 많은 의사에게 받는 것이 좋습니다. 누 원장의 답이 너무 뜬구름 잡기 같죠? '잘하는 병원에서 경험 많은 의사에게 받는다.' 아주 중요합니다.**

**먼저 어떤 병원에 가는 것이 좋을까요? 누 원장은 신경주사치료, 시술, 그리고 수술까지 다 하는 병원에서 진료 받으시길 권합니다. 척추관협착증은 꼭 수술로만 고치는 병은 아니거든요. 초기에는 주사만 맞아도 낫지만 너무 심하면 반드시 수술을 해야 합니다. 즉 환자분의 상태에 따라서 약만 쓰기도 하고 주사를 놓을 수도 있고 시술이나 수술을 해야 할 수도 있습니다. 그런데 시술로 유명한 병원에 가면 어떻게든 시술로 고치려고 하는 경향이 있습니다. 그러다 보면 수술이 꼭 필요한 환자인데도 시술을 하는 일이 생길 수 있겠지요. 반면, 수술로 유명한 병원에 가면 어떻게든 수술로 고치려는 경향이 있습니다. 아직 치료를 더 해도**

되는 환자인데 필요하지 않은 수술을 하는 일이 생길 수도 있을 것 같습니다. 일반적으로 의사들은 자기가 제일 자신 있는 치료 방법으로 환자를 고치려고 합니다. 그래서 누 원장은 시술만 잘하는 병원이나 수술만 잘하는 병원은 추천하지 않습니다. 신경주사치료, 시술, 그리고 수술까지 다 잘하는 병원에 가서 척추관협착증 수술 여부를 상담받으시면 좋겠습니다.

두 번째 어떤 의사에게 수술을 받는 것이 좋을까요? 당연히 수술 경험이 많은 의사에게 척추관협착증 수술을 받는 것이 좋습니다. 대부분의 의사는 수술을 많이 하면 할수록 수술 실력이 늘어납니다. 수술 경험이 많을수록 합병증도 줄어듭니다. 일종의 달인이 되는 것이지요. 척추관협착증 수술도 마찬가지입니다. 적어도 전체 척추 수술 1000례 이상, 그리고 척추관협착증 수술 100례 이상 집도한 의사에게 수술 받기를 추천합니다. 그런데 어떤 의사가 얼마나 수술을 많이 했는지, 수술을 잘하는지 못하는지 일반인들이 알기가 쉽지 않습니다. 우선 병원 홈페이지에서 수술받을 의사의 약력을 찬찬히 잘 읽어보세요. 외래 진료실에서 대기할 때 옆에 환자분들에게 의사의 평이 어떤지 물어보는 것도 한 가지 방법입니다. 지인들에게 의사를 추천받는 것도 좋습니다. 가장 중요한 건 직접 진료를 받을 때 내가 의사에게서 받는 느낌입니다. 진료받는 의사가 약력도 좋고 유명하고 왠지 말 한 마디 한 마디에 믿음이 느껴지고 신뢰가 간다면 내 주치의로 삼아도 되지 않을까요? 아무리 유명한 의사라도 일 분 진료하고 내 말은 잘 안 들어주고 자기 할 말만 하고나서 진료실에서 나가라고 한다면? 다시 생각해봐야 하지 않을까요? 의사와 환자는 한 번 연을 맺으면 상당히 오랫동안 얼굴을 마주치게 됩니다. 신뢰가 느껴지고 믿음이 가고 서로 운 때가 맞아야만 좋은 치료 결과가 나온답니다.

# 마치며

누 원장의 척추관협착증 해법. 여기까지 다 읽느라고 수고 많으셨습니다. 아마도 본인이나 가족 중에 한 분이 척추관협착증으로 치료 중일 가능성이 많다고 생각합니다. 책을 다 읽고 나니 척추관협착증에 대한 병식이 충분히 생겼나요? 가급적 일반인들이 이해하기 쉽게 풀어서 책을 썼습니다. 하지만 조금 전문적인 내용을 설명한 부분은 백 퍼센트 이해하지 못하셨을 수도 있습니다. 그렇다고 해서 실망할 필요는 전혀 없습니다. 그게 정상적인 겁니다.

'척추관협착증에 대해서 제대로 알자. 그래야만 제대로 치료받고 관리할 수 있다.' 이런 목적으로 누 원장이 책을 썼습니다. 그런데 한 가지 중요한 사실은 '너무 많이 아는 것도 병이다'라는 겁니다.

열심히 책을 읽고 공부해서 척추관협착증의 전문가가 되겠다! 이런 건 솔직히 말씀드리면 무의미합니다. 진단명은 같은 '척추관협착증'이지만 환자 열이면 열, 백이면 백, 다 임상 증상이 다르고 MRI 소견에 차이가 있으며, 치료 반응과 결과는 천차만별입니다. 그래서 오랜 수련 기간 동안에 다양한 임상 경험을 마친 후에야 비로소 척추 전문의가 되어 환자들을 치료할 수 있는 것이지요. 누 원장은 독자 여러분이 책을 읽고 나서 '척추관협착증이 이런 병이구나' 하고 대략적인 감만 잡아도 대성공이라고 생각합니다. 척추관협착증의 치료와 관리에 대한 세부적인 내용은 척추 전문의에게 직접 진료를 받은 후에 결정하도록 하세요.

독자 여러분이 '누 원장의 척추관협착증 해법'을 읽고 척추관협착증의 예방, 치료, 그리고 관리에 도움이 되는 내용을 많이 얻어가시면 좋겠습니다. 감사합니다.